Dʳ H. GIRAUD,
DE LA FACULTÉ DE PARIS.

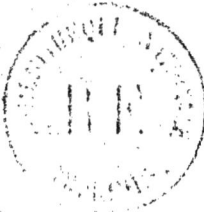

ÉTUDE

SUR LES

BLESSURES SIMULÉES

DANS

L'INDUSTRIE

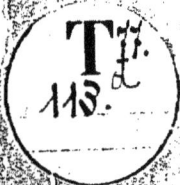

LILLE,
L. QUARRÉ, ÉDITEUR,
64, Grand'Place.

1895.

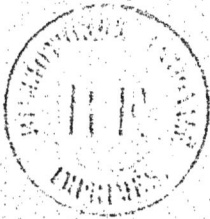

ÉTUDE

SUR LES

BLESSURES SIMULÉES

DANS

L'INDUSTRIE

ÉTUDE

SUR LES

BLESSURES SIMULÉES

DANS

L'INDUSTRIE

Par H. GIRAUD,

DOCTEUR DE LA FACULTÉ DE MÉDECINE DE PARIS ;
ancien interne de la Maison de secours aux blessés de Lille,
ancien interne des hôpitaux du Hâvre,
membre correspondant de la Société anatomo-clinique de Lille.

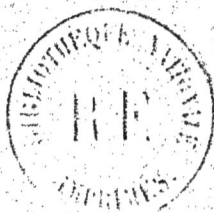

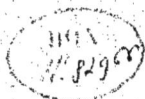

LILLE.

L. QUARRÉ ÉDITEUR,

61, Grande 61,

18

PREMIÈRE PARTIE.

CHAPITRE Iᵉʳ.

HISTORIQUE. DE LA SIMULATION DANS L'ANTIQUITÉ, CHEZ LES GRECS, A ROME ; EN FRANCE. — DE LA SIMULATION DANS L'INDUSTRIE.

« *Omnis homo mendax* » a dit le Psalmiste (CXV, 2). La simulation est, en effet, universelle et remonte à l'origine des temps. Elle est aussi vieille que l'homme ; on pourrait presque dire qu'elle lui est antérieure, en ce sens que nombre d'animaux, même des espèces dites inférieures, y ont recours comme moyen de défense.

Le plus ancien exemple connu est rapporté dans la Genèse (cap. XXI § 1. v. 19 et § 2. v. 3 et 35). Rachel dérobe les idoles de son père; Laban la poursuit pour les lui reprendre ; mais Rachel les cache sous sa robe et feint de ne pouvoir se lever.

Dans toutes les législations de tous les pays, on trouve des preuves de l'existence de la simulation, puisqu'il y est formulé des modes de réprimer ceux qui s'en rendaient coupables.

En Grèce, les simulateurs étaient punis de mort. La sévérité de cette peine s'explique d'autant mieux, que la simulation visait presque exclusivement l'exemption des charges militaires.

A Rome les cas de simulation étaient nombreux. — J. César s'étend longuement sur ce sujet à propos du siège d'Utique. — Auguste, dit Suétone (Octavianus Augustus §24), fit vendre un chevalier romain avec tous ses biens, parce qu'il avait coupé les pouces à ses deux jeunes fils, pour les dispenser du service militaire. « Equitem romanum, quoad duobus filiis adolescentibus causa detrectandi sacramenti, pollices amputasset, ipsum bonaque subjecit hastae ».

Ce mode de simulation paraît avoir été assez répandu, puisque c'est à cette mutilation que l'on attribue l'origine du mot poltron : « pollex truncatus ».

Plus qu'en tout autre pays peut-être, la simulation s'exerça en France ; elle y atteignit un degré qu'elle n'avait nulle part. On peut même dire qu'elle y sévit comme une épidémie à une époque devenue lointaine.

Le moyen-âge entier fut rempli de ces fraudes éhontées, dont le but était d'exciter la commisération publique, quand elle ne servait pas à se faire dispenser du service militaire ou des charges civiles. Les rues étaient pleines de faux mendiants. Les parvis d'églises en regorgeaient. On en voyait, qui se boursouflaient le scrotum en s'injectant de l'air dans le tissu cellulaire : ils étalaient impudiquement aux yeux des passants leurs organes génitaux, excitaient leur pitié et se disaient atteints d'éléphantiasis.

Bien plus, tromper devint un art : il eut ses disciples et ses maîtres, ses formules et ses cliniques. Cette Faculté d'un nouveau genre s'appelait la « Cour des Miracles ». A. Paré, qui longuement s'est étendu sur ce sujet, a décrit minutieusement quelques types de ces simulateurs.

« Autres, s'enveloppent la tête de quelque méchant drapeau,
» se couchent dans certains lieux où le monde passe, deman-
» dent aumône avec une voix basse et tremblante comme
» ceux qui ont un commencement de fièvre et ainsi contre-
» faisant être bien malades. Le monde en ayant pitié leur
» donne et cependant n'ont aucun mal. — Autres se disent
» ictériques et avoir la jaunisse, se barbouillant tout le visage
» bras, jambes et poitrine avec la suie délayée en eau ». Ces
artifices quoique grossiers réussissaient ; mais ils n'étaient pas les seuls et leur énumération occuperait plusieurs chapitres.

Longtemps on a vu les simulateurs n'avoir d'autres buts que l'exemption des charges militaires ou l'excitation de la pitié publique. Plus tard, la simulation change d'aspect : elle s'étend à tout le peuple ; on la voit même à la Cour.

Sous Louis XIII, les courtisans se disaient atteints de vapeurs comme leur maître.

Pendant le règne du Roi Soleil ce fut la fistule à l'anus qui fut en faveur. « On entend parler tous les jours, dit Dionis,
» d'opérations qu'on en a faites à des personnes qui n'en parais-
» saient point incommodées. C'est une maladie qui est devenue
» à la mode depuis celle du Roi.
» J'en ai connu plus de trente qui voulaient qu'on leur fît
» l'opération et dont la folie était si grande qu'ils paraissaient
» fâchés lorsqu'on les assurait qu'il n'y avait pas de nécessité
» de la faire ».

Pendant la Révolution et le premier Empire, loin de dimi-nuer, les fraudes augmentèrent en notable proportion. Fodéré dit qu'on se montrait très sévère aux Conseils de révision et c'est à peine si l'on épargnait les infirmes (1813).

Les exigences de la guerre diminuèrent peu à peu : cette sorte de fraude finit par disparaître presque complètement ; mais la simulation devait trouver plus tard un aliment iné-puisable dans l'industrie toujours grandissante.

Le nombre toujours croissant des usines, leur diversité, la quantité des ouvriers employés, enfin la création des assurances contre les accidents donna successivement naissance à de nouvelles sortes de simulation aussi variées que nombreuses.

Néanmoins, tant que l'on resta dans le domaine des petites industries, tant qu'il fallut s'adresser aux particuliers pour réparer le dommage, les simulateurs conservèrent une certaine retenue. Il n'en fut plus de même — lorsque furent créées les grandes industries, — lorsque la direction de ces établisse-ments passa aux mains de quelques fonctionnaires représen-tants d'une Compagnie anonyme, — lorsqu'enfin l'on put s'attaquer à une dénomination financière impersonnelle.

Ainsi que le disait T. Gallard, dans une étude sur les maladies simulées lue à l'Académie de médecine de Paris le 17 février 1880 : « Le chiffre de l'indemnité allouée se maintenait toujours » dans des limites fort restreintes, lorsqu'il s'agissait de le » faire payer par de simples particuliers, dont les ressources » étaient le plus souvent insuffisantes. Il n'y avait donc pas » alors un grand appât pour le lucre, ni par conséquent pour » le vol et la fraude, aussi les simulations étaient-elles fort » rares. Il n'en a pas été de même, lorsqu'au lieu de simples » particuliers, on a pu mettre en cause de grandes Compagnies » industrielles ou financières, dont les richesses anonymes » pouvaient satisfaire toutes les convoitises. Sous le moindre » prétexte, on s'est cru autorisé à réclamer des sommes » considérables ; puis, une fois la réclamation faite, il a fallu » la justifier, soit en exagérant les symptômes d'une maladie » réelle, soit en attribuant à cette maladie une autre cause » que celle d'où elle provenait réellement, soit en dissimulant » tout à fait ».

Faire une étude approfondie de la simulation serait certes un travail intéressant au plus haut chef, mais considérable et en dehors des limites de notre modeste ouvrage.

Nous aurions aimé néanmoins envisager la question de la simulation dans l'armée ; mais les résultats des conseils de révision sont secrets. Nous ne pouvons que le regretter. Nous aurions voulu montrer jusqu'où peut aller l'ingéniosité de certains individus pour se soustraire au service militaire, ou pour obtenir des indemnités, des pensions.

L'observation suivante, que nous avons résumée d'après un article de l' « Union médicale » du 24 mars 1894, en est un exemple bien curieux.

OBSERVATION I.

Le simulateur en question était un détenu interné dans un établissement pénitencier : il avait réussi à en imposer pendant quelque temps au médecin-major, à qui il avait été envoyé avec le dyagnostic de « tympanisme ». Le ventre était énorme, ballonné, d'un volume bien supérieur à ce que l'on voit d'habitude ; chose étrange, l'état de santé générale était bon. Cette bizarrerie avait valu le surnom de « Nadar » à celui qui la portait parmi ses co-détenus. Malgré la surveillance spéciale dont était entouré le simulateur, il avait été impossible de saisir quelque chose d'anormal...... A bout de ressources, le médecin, dont les soupçons avaient fini par être mis en éveil, proposa une intervention chirurgicale ; il pensait obtenir des aveux. Loin de là, l'opération fut acceptée avec joie ! On donna le chloroforme ; et ce ne fut que, lorsque le patient sentit les bourdonnements d'oreilles ou les obnubilations du début de l'anesthésie, qui se décida à parler ; il en vint à avouer que c'était en avalant de l'air qu'il réussissait à se ballonner ainsi. C'est d'ailleurs à cette habileté particulière qu'il devait le surnom de Nadar. Depuis longtemps, dit-il, il s'y exerçait d'une façon assidue (1).

L'auteur anonyme de l'article cite également le cas d'un conscrit, Kasper, qui, pour soutenir jusqu'au bout son rôle d'aveugle et échapper ainsi à la conscription, alla jusqu'à se eter dans le Danube.

Il y a donc des exemples de patience ainsi que de présence d'esprit. Ce sont trop souvent des qualités maîtresses chez les simulateurs.

Les deux exemples suivants, que nous avons pris dans la thèse de M. Bédart (*Essai sur deux cas de paralysie simulée*. Bordeaux, 1884) montrent combien il est parfois difficile, pour le médecin soucieux de sa dignité et de sa conscience, de se prononcer et de formuler un jugement.

OBSERVATION II. (Bellot et Bédart).

Un matelot, né à Boulogne-sur-Mer (Pas-de-Calais), âgé de 21 ans, passe trois mois en congé de convalescence ; puis il entre à l'hôpital

---

(1) *Union Médicale*, 21 mars 1894. — Un Simulateur.

maritime de Cherbourg le 9 septembre 1882. Il prétend qu'une fracture récidivée de l'avant-bras droit, datant de peu de temps, lui a
laissé une faiblesse musculaire assez grande pour justifier une prolongation de congé (2).

M. Bérenger-Féraud l'interroge et obtient les renseignements
suivants : « X... est parti, il y a un an, sur le croiseur *le Villars*.
Une fois dans les mers de Chine, il dit avoir eu l'avant-bras droit
fracturé pendant une manœuvre, juste à l'endroit où ce membre avait
été rompu précédemment, à une date que je ne puis parvenir à lui
faire préciser. Il a été renvoyé en convalescence en France par la
Commission de la station navale ; mais il est à remarquer que, d'une
part, le certificat de congé porte seulement bronchite chronique et
anémie, sans faire mention de cette fracture ; il est à remarquer que,
d'autre part, l'examen le plus minutieux ne fait percevoir aucune trace
de cal. Questionné sur sa première fracture de l'avant-bras, X... ne
répond pas clairement ; il présente seulement le certificat d'un officier
de santé, disant *a posteriori* qu'il l'a soigné, *il y a quelques années,*
pour une fracture de l'avant-bras droit. » (p. 9)...... (1).

L'état général est bon. La main droite semble bien un peu cyanosée ;
mais elle exécute parfaitement tous les mouvements ; l'électricité révèle
que la sensibilité et l'activité musculaire sont normales. « L'habitude
du service, écrit M. Bérenger-Féraud, me fait penser que X..., trou-

---

(2) M. Gabriel-Arnaud Bédart était placé dans le service de M. Béranger-
Féraud à l'hôpital de la marine de Cherbourg, quand le simulateur y
entra ; il put le suivre et l'observer tous les jours. — Plus tard, M. G.
Bellot fut spécialement chargé de l'observation du malade. — Enfin,
MM. Bellot, Bédart et Barrau aides-médecins de la marine, eurent la
charge de l'épreuve définitive, et se partagèrent la surveillance non
interrompue de quarante heures, qui triompha des efforts du simulateur.
(P. 7.)

L'observation a été publiée, en partie par M. Bellot dans les *Archives
de médecine navale* (février 1883,) en partie par M. Béranger-Féraud
dans les *Annales d'hygiène publique et de médecine légale* (mai 1884.)

(1) M. Guermonprez dit qu'il n'est pas rare de revoir des blessés, dont
on a soi-même constaté et réduit une fracture complète des deux os de
l'avant-bras et sur lesquels on a la surprise de ne plus retrouver le
moindre cal ; mais il est d'avis que le certificat présenté à M. Bérenger-
Féraud ressemble étrangement à un *certificat de complaisance.*

vant son congé agréable, voudrait bien le faire prolonger ; mais rien dans sa santé ne justifierait cette prolongation. Cependant, comme il insiste à dire qu'il ne peut pas faire son service, je le garde en observation pendant dix jours...

» Le 19 septembre, je mets X... *exeat* ; et j'informe le médecin de la division qu'il peut faire entièrement son service. » Ce médecin divisionnaire est appelé à servir à la mer précisément à cette date. Son successeur, non prévenu, voit X... à la visite : les phénomènes de cyanose et d'abaissement de température sont tels, que le médecin dirige sans retard le matelot sur l'hôpital.

Le 3 octobre, dans le service de M. Bérenger-Féraud, on constate que l'affection a fait des progrès extraordinaires. L'augmentation de la cyanose et de l'œdème, l'abaissement de la température à dix degrés au-dessous de celle du membre congénère, l'abolition complète de la sensibilité, tels sont les principaux symptômes. Seule, la contractilité musculaire électrique est restée dans le même état ; tous les mouvements sont encore possibles, quoique très diminués.

Le 8 octobre, le matelot assure que la paralysie des muscles de l'avant-bras et de la main est absolument complète. La flexion de l'avant-bras sur le bras serait elle-même impossible. Le biceps brachial aurait donc été paralysé, « tandis que, *fait inexplicable*, dans la station verticale, certains muscles de l'épaule et du bras étaient contracturés : le muscle grand dorsal et les autres muscles à action analogue attiraient le moignon de l'épaule en arrière et un peu en dedans. Le triceps maintenait l'avant-bras dans une extension complète et dans une demi-pronation. C'était, d'après le matelot, la seule position que pût prendre son membre supérieur droit sans secours extérieur. » M. Bellot insiste, non sans raison, sur cette attitude bizarre (p. 10) ; puis sur l'état stationnaire ; et enfin (p. 11), sur l'inanité des divers traitements successivement employés.

Cependant on multiplie les observations thermométriques à des jours différents, dans des régions symétriques, en se servant de cinq thermomètres vérifiés successivement.

L'abaissement considérable de la température dans le membre prétendu paralysé est le côté qui intéresse M. le docteur Bédart. Ce symptôme insolite lui paraît bien fait, bien choisi, pour en imposer au premier abord. La différence d'un bras à l'autre était même si grande, — jusqu'à 15°, — que ce symptôme fut étudié d'une façon spéciale. C'est de cette étude que naquirent les soupçons vérifiés dans la suite (p. 7) (1).

Cependant, le 28 octobre, le matelot X... demande pour la première fois à être réformé, malgré les soupçons formulés de simulation, et la résolution de tout le personnel scientifiquement encouragé à déjouer la fraude.

Dans la nuit du 4 au 5 novembre, M. Bellot était de garde à l'hôpital de la marine. « A une heure du matin, je me rendis auprès du matelot X... : il était endormi, le membre supérieur droit complètement à découvert. Ce n'était plus le bras cadavérique que je connaissais : le sang y affluait ; les échanges nutritifs y semblaient surabondants, comme si chaque élément anatomique avait hâte de réparer le temps perdu. Plus de cyanose, plus d'œdème! Au contraire, une teinte d'un rouge franc ! Au thermomètre, la température était *supérieure* de 3°1 à celle du côté gauche! La figure du matelot était elle-même changée : elle avait perdu sa placidité ordinaire. Cet homme semblait mécontent de mon arrivée intempestive. Il affirmait que jamais, antérieurement, son bras n'avait été plus chaud la nuit que le jour.

Le lendemain matin le membre est redevenu froid et cyanosé et on parvient à savoir, par les malades et par les infirmiers, que souvent, pendant la nuit, le bras droit du matelot X... est à une température au moins égale à celle du gauche. Dans l'hypothèse d'une simulation, il fallait, « au dire de tous, attribuer le refroidissement à la position singulière affectée par le bras droit de ce matelot » (p. 13). Il fallait donc rendre cette position impossible. M. Bellot fit l'expérience, en soutenant horizontalement les avant-bras dans une position symétrique au moyen d'un seul jet de bande passé au niveau du poignet. L'expérience fut prolongée pendant plusieurs heures, d'abord dans la station assise, puis dans le décubitus dorsal : la température se rapprocha de plus en plus de la normale, « non par une action spéciale de la suspension sur les vaso-moteurs, mais par l'impossibilité où la surveillance avait placé cet homme d'agir sur son bras. » En effet, après divers tâtonnements, « dans la nuit du 6 au 7 novembre, je fus

---

(1) Il est curieux d'en rapprocher une observation de Tomsa, qui a fait, par l'étude sphygmographique, l'analyse du symptôme refroidissement, et qui s'est appuyé sur cet argument pour écarter le soupçon de fraude. (p. 8).

assez heureux, écrit M. Bellot (p. 14), pour saisir, dans l'aisselle droite de cet homme, un crucifix métallique d'un assez fort volume, qui avait laissé sur le paquet vasculo-nerveux la trace d'une vigoureuse compression. Ce crucifix lui fut enlevé sur le champ : mais ce n'était pas le seul agent de compression qu'il possédât ; la sœur hospitalière surprit, en effet, successivement le lendemain, entre les mains de ce matelot, auquel il était interdit de fumer, deux volumineuses pipes en bois, dont la première seule put lui être confisquée.

Pendant une nuit suivante, M. Bellot surprit le matelot pendant son sommeil ; il était couché sur le bras droit ; et, de sa main gauche, placée vers l'aisselle droite, il semblait maintenir un corps étranger. « J'essayai de m'en emparer, écrit M. Bellot, mais le matelot X... était déjà réveillé et m'avait reconnu. Feignant de rêver, il se débattit contre moi ; je ne pus rien saisir ; et, quand je le fis sor   de ses draps, il était trop tard ; le corps du délit avait disparu.... (p. 15.)

Une expérience fut tentée ; toute la moitié droite du thorax et le membre supérieur droit furent enveloppés d'une grande quantité d'ouate et d'un fort bandage silicaté ; pendant les quatre jours d'application de cet appareil, il n'y eut aucun refroidissement. La température du membre supérieur droit se maintint à 2° environ au-dessus de celle du côté gauche.

Une dernière expérience fut commencée le 13 novembre. Pendant plus de quarante heures, le matelot X... fut au lit, eut les avant-bras maintenus symétriquement au-dessus du plan du lit par trois larges bandes molles et élastisques ; la température fut observée de demi-heure en demi-heure sur chaque avant-bras et surtout le sujet ne fut pas un seul instant perdu de vue. « La position incommode dans laquelle il était placé, et sa longue insomnie avaient occasionné chez le simulateur une fatigue intense. Aussi, dans la nuit du 14 au 15, il fut presque continuellement plongé dans un sommeil profond. Pendant ces douze heures d'engourdissement de la volonté, l'équilibre thermique fut parfait entre les deux bras.

La contre-épreuve fut faite par M. Bellot sur lui-même. L'attitude signalée donna un faible abaissement de température. La compression de l'artère humérale donnait déjà un abaissement de 2°9 au bout d'une demi-heure ; et l'expérience ne fut pas poussée plus loin.

Une chloroformisation, faite en présence du directeur du service de santé de la marine, n'apporta qu'un seul élément nouveau : c'était un mouvement très net du pouce droit, que l'intéressé prétendait paralysé.

Le 21 novembre 1882, le matelot X... fut renvoyé à son corps et signalé comme *simulateur, sans qu'on pût d'ailleurs lui faire avouer sa fraude, ou le décider à se reconnaître guéri.*

Renvoyé à la division d'équipage, X..., fut puni de trente jours de prison, après lesquels il fut désigné pour embarquer sur un croiseur destiné à faire une longue campagne. Il obtint, comme c'est l'habitude, une permission de quinze jours pour aller dans sa famille. A l'expiration de cette permission, le matelot X... *revint parfaitement guéri...* Questionné sur la cause de cette guérison, il répondit que quelqu'un lui avait indiqué, dans son pays, la recette d'un manœuvre, qui lui avait remis le bras ! (p. 19.)

M. Gabriel-Arnaud Bédart emprunte sa seconde observation au travail publié par M. Bérenger-Féraud dans les *Annales d'hygiène publique et de médecine légale* de mai 1884. Ce fait fut observé quelques semaines après le premier, dans le même service à Cherbourg. M. le docteur Bédart se demande si ce rapprochement est dû à une simple coïncidence, aux hasards de la clinique, ou bien s'il faut l'attribuer à une sorte de *contagion par l'exemple.* Il serait trop long de développer les motifs, qui prouvent la *contagion par l'exemple,* avec le concours de l'impunité et surtout de l'intérêt à simuler et à continuer la simulation pour ne s'avouer faussaire.

C'était d'ailleurs prévu par M. Bellot, aide-médecin de la marine, dans la conclusion de l'observation du matelot X...: « L'hôpital de » Cherbourg reçoit en traitement des soldats de l'armée de terre et de » l'armée de mer. Tous ceux d'entre eux, qui ont connu notre simu- » lateur à l'hôpital, connaissent évidemment aussi les moyens qu'il » employait. Il ne serait donc en rien surprenant que les médecins » de l'armée et de la marine voient se produire à bref délai un nombre » plus ou considérable de simulations de ce genre. »

OBSERVATION III (M. Bérenger-Féraud.)

Un licencié en droit, âgé de 22 ans, né dans le sud-ouest de la France, est, depuis un mois, engagé volontaire dans l'infanterie de marine, lorsqu'il entre à l'hôpital maritime de Cherbourg le 4 janvier 1883. Son billet porte *« coliques ».*

Le 5, le médecin traitant le questionne et ne reçoit que des réponses insignifiantes touchant son état de malaise. Depuis quelques jours, il aurait des douleurs de tête, de ventre ; il aurait eu la fièvre à la caserne, etc., etc.

Pendant les jours suivants, D... se plaint de coliques, de diarrhée, puis de palpitations de cœur. Un examen attentif montre que sa santé est fle... 'sante ; on lui en fait la remarque, ce qui le met de mauvaise hu... ur.

Le 14 janvier, il appelle l'attention sur l'état de sa main droite, dans laquelle il éprouve des fourmillements et une diminution de force musculaire. Il paraît étonné de cet état et dit ne savoir à quoi l'attribuer. Cette main est légèrement œdématiée, un peu cyanosée ; elle donne au toucher une sensation notable d'abaissement de température : le thermomètre y reste à 18°, tandis qu'il marque 32° dans la région symétrique.

Le 23 janvier, D.... est évacué dans le service de M. Béranger-Féraud. Il est questionné méthodiquement, et il déclare que, depuis huit jours, sans cause appréciable, il a vu survenir ce gonflement avec teinte violacée et abaissement de la température de la main droite. Il n'a jamais été malade antérieurement, dit-il ; et l'examen constate que la musculature du membre est semblable à celle du congénère.

On observe D... et on remarque que, chaque nuit, vers quatre ou cinq heures du matin, D.... se place sur le côté, de telle sorte que son bras droit porte le poids du corps : alors la chaleur de la main droite baisse sensiblement. M. Béranger-Féraud cherche à préoccuper ce simulateur. « Chaque matin, en passant près de son lit, je regardais sa feuille clinique, sans jeter un coup d'œil sur sa figure, sans le questionner et disant au contraire à l'aide-médecin chargé de prendre la température : «« Poursuivez l'expérience. Quand nous »» aurons une série suffisante d'observations, je vous ferai faire »» autre chose, afin que le résultat soit bien clair. »» Je savais bien, en agissant ainsi, que j'arriverais à une crise ou à une explication. En effet, le troisième jour D. . voulut me parler, mais comme par hasard je m'étais déjà éloigné de son lit et dis à mon chef de clinique de lui demander ce qu'il désirait.

Le lendemain D... se trouva sur mon passage au moment où je

passais dans le corridor en sortant de mon service ; cette fois j'eus l'air préoccupé et il ne put appeler mon attention par ses regards.

Le 27 au matin, lorsque j'arrivai dans mon cabinet peu d'instants après ma visite, je le trouvai près de la porte et il me demanda d'un ton très visiblement gêné la permission de m'entretenir un instant. Je le fis entrer et sans lui donner le temps de se remettre de son émotion, je lui dis entrant brusquement en matière : « Vous êtes un » farceur ; vous jouez un mauvais jeu, et puisque vous venez me » parler, voici en deux mots ce que je veux vous dire à vous seul ; » je me proposais de vous dire cela d'ailleurs demain matin en » pleine salle devant tous les autres malades. »

Il voulut protester de son innocence et commença à me dire avec volubilité qu'il était réellement malade, que cet abaissement de température de la main remontait à son enfance, qu'il avait été soigné longtemps par un professeur de l'école de Bordeaux, etc.

Mais je ne le laissai pas continuer quand je vis que peu à peu il reprenait son assurance ; je lui imposai silence et lui dis à mon tour. « Vous êtes ennuyé d'être au service et vous espérez vous faire » réformer par ce moyen qu'on vous a suggéré. Or prenez garde, » les simulateurs, lorsqu'ils sont découverts sont punis de prison et » peuvent même être envoyés dans les compagnies de discipline.

» Si vous étiez, ajoutai-je, le premier venu ignorant et grossier, » je ne prendrais pas la peine de vous prévenir du danger auquel » vous vous exposez, mais comme vous êtes instruit, intelligent et » que vous appartenez à une famille honorable, je vous laisse le » choix de votre conduite après vous avoir renseigné sur ses consé- » quences.

» Vous m'affirmez que vous êtes malade ; très bien. Je vous laisse » jusqu'à demain pour réfléchir. Si vous comprenez d'ici là que vous » êtes dans une mauvaise voie, vous me direz demain, quand je » passerai près de votre lit, que vous allez mieux. Après-demain que » vous êtes guéri, je vous mettrais alors simplement *exeat*, et vous » ferez votre service sans qu'il soit plus question de votre cyanose et » de votre refroidissement de la main droite.

» Si, au contraire, vous êtes bien certain de ne pas être un simu- » lateur, et bien ! je continuerai mon expérience. Si vous êtes » réellement malade, vous aurez gagné votre procès ; mais si je » démontre votre fraude, et je suis certain de la démontrer, car vous

» êtes moins habile que X..., dont je suis cependant venu à bout,
» je vous préviens, et cela sur ma parole, que je ferai mon devoir
» tout entier sans me laisser toucher par vos supplications ou celles
» de vos parents.

» Je suis ici l'expert de l'État, et vous pouvez être certain, si
» vous fraudez, que mon rapport à l'autorité militaire vous enverra
» en prison, sinon aux compagnies de discipline et fera inscrire le
» motif de votre punition sur votre livret. Or, pour un grossier
» manœuvrier cette punition serait déjà très pénible. Pour vous elle le
» sera doublement parce qu'elle entachera votre honneur militaire,
» et vous voyez d'ici les circonstances morales qui en découlent. »

D... fut mis en considération par ces paroles, il me demanda la
faveur d'un congé de convalescence, mais je le renvoyai impérative-
ment à son lit, lui disant que je n'avais rien à ajouter à mon ultima-
tum.

Le lendemain, quand j'arrivai au lit de ce jeune homme, il me dit
en rougissant qu'il allait mieux, qu'il était certain de guérir pro-
chainement, etc. Enfin je dois ajouter qu'à partir du moment de sa
sortie de l'hôpital, D... n'a plus parlé du refroidissement de sa main
droite, qui d'ailleurs n'existait plus. »

Ne pouvant nous étendre comme il conviendrait sur ces
sortes de simulation, nous nous sommes borné à citer des
faits caractéristiques entre tous. Nous nous réservons de traiter
plus particulièrement la simulation au point de vue spécial
aux industries.

Ayant eu l'avantage de remplir, pendant près de deux ans,
les fonctions d'interne à la « *Maison de Secours aux blessés de
l'Industrie* » à Lille, nous avons pu voir défiler devant nous,
de très nombreuses variétés de fraudes, auxquelles se livrent
certains ouvriers, quand ils espèrent tirer de leur blessure un
bénéfice plus ou moins important. Nous avons pu, grâce au
fonctionnement de cet établissement, recueillir tous les docu-
ments qui nous ont servi pour notre thèse.

Cette institution, véritablement philantropique, a été créée
en 1885, par un homme de haute valeur, M. Batteur, ingénieur

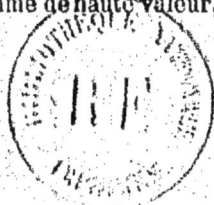

civil. « La Maison de Secours aux blessés de l'Industrie » fut destinée, dès le principe, à procurer des soins aux ouvriers atteints d'accidents professionnels.

Pour être utiles, ces soins doivent être immédiats, donnés avec compétence et dans les meilleures conditions d'hygiène et d'antisepsie.

Ce fut une réforme en même temps qu'une sorte de révolution au point de vue de la chirurgie des établissements industriels.

Le blessé, autrefois, était soigné par le médecin arrivé le premier sur le lieu de l'accident. Il était généralement placé dans des conditions déplorables de propreté et d'hygiène. Le médecin traitant ne voyait son blessé que de loin en loin ; il ne pouvait le surveiller, s'assurer si ses prescriptions étaient suffisamment suivies.

Fallait-il faire un pansement, construire un appareil ? on était obligé de tout improviser.

Que d'incapacités de travail, permanentes ou temporaires, que d'infirmités vraies ou simulées n'ont-elles pas été la conséquence de cet état de choses ?

C'est pour remédier à ces multiples inconvénients que fut organisée la « Maison de Secours ».

M. E. Batteur eut pour inspirateur, un chirurgien français, dont la compétence auprès des blessés de l'industrie, dont les travaux successifs et les communications aux Sociétés scientifiques ont établi depuis longtemps la notoriété. Nous voulons parler de M. le docteur Guermonprez, professeur à la Faculté libre de médecine de Lille, et depuis vingt ans chirurgien de la Compagnie du Nord.

M. Guermonprez sut appliquer les dernières découvertes de la chirurgie moderne et les rendre pratiques, ainsi qu'il convenait à un établissement de ce genre. Il le put d'autant mieux que, depuis de longues années, il s'était attaché à cette branche de la chirurgie, pénétré par l'idée qu'il devait y avoir une « Chirurgie d'Usines » au même titre qu'il y a une chirurgie militaire.

A la Maison de Secours, le blessé trouve donc sans retard les soins en rapport avec son état.

Arrive-t-il quelque part un accident grave, au point de ne pas permettre le transport du blessé par les moyens ordinaires? la Maison de secours, qui est reliée par un fil, au réseau téléphonique, envoie immédiatement une de ses voitures d'ambulance, (établies sur le modèle de celles de Paris). Le blessé est amené ainsi à la salle d'opération ; et là, l'un des internes, assisté s'il le faut d'un des médecins de l'Etablissement, mandé lui aussi par téléphone, fait le pansement, arrête l'hémorrhagie, place les points de suture, etc., etc. et tout cela dans un milieu où tout est disposé pour faire de la bonne chirurgie d'urgence.

« Un livre *ad hoc*, est tenu, relatant les causes et les cir-
» constances de l'accident, l'état civil du blessé, son âge, sa
» profession exacte et la relation des soins, pansements,
» appareils, opérations et consultations qui lui sont person-
» nellement attribués, jusqu'à complète guérison.

» Tous les deux jours, le service médical au complet examine
» les blessés. » (1).

Ce rapide exposé suffit à montrer que la Maison de secours, est à la fois une œuvre philantropique et scientifique.

Depuis 1885, 12.000 blessés y ont été soignés. De hautes récompenses, et le succès, sont venus couronner ces tentatives.

C'est dans ce milieu, que nous avons observé la plupart des cas relatés au courant de notre travail. Les autres ont été empruntés aux archives de l'Etablissement soigneusement conservées.

C'est M. le professeur Guermonprez, qui, il y a quatre ans, nous a suggéré l'idée de cette thèse. Depuis cette époque, nous avons pu suivre, sous sa direction, beaucoup de simulateurs, les uns moins habiles, les autres plus retors, quelques-uns de

(1) *Maison de Secours pour les blessés de l'Industrie*, par E. BATTEUR, Lille, imprimerie Liégeois-Six, 1891.

bonne foi, la plupart sans délicatesse, sans même le moindre souci de l'esprit de justice. Nous avons observé, aidé des conseils du maître. Qu'il veuille bien accepter ici l'expression de nos remerciements et de notre profond dévouement.

Au milieu de ces luttes d'intérêt, nous n'avons cessé de nous souvenir des grands devoirs, qui font l'honneur des traditions de la Chirurgie française. Guérir est le premier devoir, servir la justice, en disant la vérité, est le deuxième. En les observant, en suivant toujours ces deux grands préceptes, nous avons vu la puissance du vieil adage : « Fais ce que dois, advienne que pourra. »

Avant de pénétrer dans le plein du sujet, nous tenons à répondre à une objection, qui nous a déjà été posée plusieurs fois par des amis ou des maîtres.

En conscience, nous exposons nos idées; si parfois, au cours de cet ouvrage, principalement lorsque nous aurons à traiter de l'alcoolisme et de la déchéance organique, nous sommes amené à dire des choses un peu pénibles, nous avons la conviction de ne jamais dépasser notre pensée. Que l'on se souvienne dans quel milieu nous avons puisé nos observations, que l'on veuille bien considérer que nous n'avons en vue que des simulateurs, c'est-à-dire des mauvais ouvriers. Certes, autant que tout autre, nous estimons l'ouvrier, nous désirons pour son sort les améliorations les plus complètes et les plus promptes; mais nous ne croyons pas que ces tendances puissent entrer en ligne de compte avec le sujet que nous nous sommes proposé de traiter.

CHAPITRE II.

DE LA SIMULATION EN GÉNÉRAL.

———

Simuler c'est chercher à tromper, à faire croire à quelque chose qui n'a jamais existé ou déduire d'un fait vrai, des conséquences disproportionnées avec ce qui est juste.

Les raisons de la simulation sont nombreuses :

« Ob multas causas aegrotare se homines simulant » dit Zacchias. « Toute passion à satisfaire, tout intérêt à servir, peut, à un moment donné, devenir une cause de simulation. » (Edmond Boisseau). Mais, de tous les motifs qui portent l'homme à tromper, le plus fréquent, est sans contredit, l'appât du gain, le lucre.

C'est pour se procurer des avantages pécuniaires, que les uns inventent de toutes pièces un accident fictif, que d'autres entretiennent une plaie, que d'autres encore exagèrent les conséquences d'une blessure.

Cependant, parmi ceux qui trompent, il convient de faire une distinction. Parmi eux, en effet, il en est qui trompent avec la ferme intention d'en imposer, comme le font les escrocs; mais il en est d'autres qui trompent inconsciemment et ne cherchent à induire les autres en erreur que parce qu'ils sont eux-mêmes leurs propres dupes.

Un exemple fera mieux comprendre cette distinction.

Un ouvrier se présente réclamant des soins pour une brûlure qu'il s'est faite au pied avec de la fonte liquide. Après examen, on reconnaît qu'il s'agit d'une poussée furonculeuse.

Cet homme cherche certainement à tromper sachant bien

2

qu'il ne lui est pas arrivé d'accident. C'est un simulateur et un simulateur que l'on peut appeler de *mauvaise foi.*

Tel autre au contraire raconte qu'il a ressenti subitement, en soulevant un fardeau, une violente douleur dans la partie inféro-latérale des lombes. Il croit s'être déchiré quelque chose. L'examen révèle une hyperesthésie localisée aux régions dorso-lombaires. Il s'agit là d'un lumbago de nature rhumatismale presque toujours, mais qui ne s'étant éveillé qu'au moment d'un effort violent, a fait établir, par celui qui l'a ressenti, une relation de cause à effet, et imputer une maladie à un trauma-tisme auquel on ne peut pas l'attribuer. Néanmoins cet homme a été induit en erreur par les apparences, aussi, peut on l'ap-peler un *simulateur de bonne foi.*

« Si l'on voulait s'en tenir au sens strict des mots, on ne
» devrait étudier sous le nom des maladies simulées, que les
» divers moyens frauduleux mis en usage pour faire croire à
» un traumatisme, ou à une affection qui n'existe pas. Mais,
» procéder ainsi serait n'envisager qu'un côté d'une question
» en réalité beaucoup plus complexe. A côté du simulateur, qui
» se donne les apparences d'un mal qu'il n'a pas, il faut de
» toute nécessité, ranger le fraudeur, qui, accidentellement
» malade ou blessé, exagère à dessein la gravité de son état,
» ou cherche à en diminuer la véritable cause; celui qui,
» dans les mêmes conditions, aggrave son mal, ou en prolonge
» la durée par des moyens artificiels; celui qui, plus audacieux
» encore, a provoqué directement la maladie, ou bien fait ou
» fait faire la blessure dont il est atteint; celui enfin, qui, à
» l'inverse des précédents, mais toujours dans une même
» intention dolosive, s'efforce de cacher une affection ou une
» infirmité existante, et simule la santé comme d'autres la
» maladie.

« Tous, bien qu'à des degrés différents et par des moyens
» dissemblables, font une même œuvre de simulation. C'est
» dire que, dépassant les limites étroites que semblait devoir
» leur assigner leur nom, les maladies simulées doivent

» embrasser tout l'ensemble des fraudes, qui, dans des buts
» variés, ont pour point de départ et moyen d'action, l'état de
» santé (1).» Telle est en effet la conception qu'il faut se faire
des maladies simulées.

La simulation pouvant porter sur toutes les maladies, nous
devons nous restreindre et ne nous attacher qu'à quelques-
unes d'entre elles ; c'est pourquoi nous ne traiterons que de la
simulation dans les blessures et plus particulièrement dans
celles qui sont en rapport avec l'industrie.

Bien que la dénomination de blessures simulées ne soit pas
à l'abri de toute critique, nous croyons devoir la conserver.

Car, nous n'entendons pas les blessures avec le sens
restreint que leur a donné la pathologie ; nous ne pouvons les
confondre avec les simples solutions de continuité. Pour nous,
la blessure comprend la plaie, la contusion et même la plaie
contuse. Bien plus, on doit encore tenir compte des désordres
qui peuvent survenir consécutivement, et dont la lésion primitive n'a été que le point de départ. « En médecine légale, dit
» Legrand du Saulle, on comprend sous le nom générique de
» blessure, tout désordre occasionné dans nos organes, par
» l'application d'une violence extérieure, que le désordre soit
» matériel, directement constatable par nos moyens actuels
» d'investigation ou purement fonctionnel, qu'il soit le résultat
» d'un coup porté directement, qu'il dépende d'une chute ou
» de ce que le corps a été poussé par la cause vulnérante,
» il constitue une blessure au sens médico-légal du mot. (2) »

Dans toute blessure ainsi comprise, il faut considérer
trois phases :

1° Le traumatisme initial ;

2° La blessure proprement dite, c'est-à-dire le désordre causé
par le traumatisme ;

---

(1) *Nouveau dictionnaire de médecine et chirurgie pratiques.* JACCOUD.
Maladies simulées.

(2) LEGRAND DU SAULLE. — *Traité de médecine légale.*

3° Enfin, les suites et les conséquences de cette blessure.

La simulation peut porter sur ces diverses phases ; aussi, nous étudierons successivement :

La simulation portant sur l'accident initial.

La simulation portant sur la blessure.

La simulation portant sur les suites et les conséquences de la blessure.

Ce sera l'objet des chapitres suivants.

————

CHAPITRE III.

DE LA SIMULATION DE L'ACCIDENT INITIAL.

———

Il est naturel de faire tout d'abord l'étude de la simulation portant sur l'accident lui-même ; — et de préciser d'emblée ce qu'il faut entendre par accident : — c'est le traumatisme quel qu'il soit ; c'est la cause première de l'affection ou de la blessure.

On peut voir et on voit trop souvent un simulateur, inventer pour les besoins de sa cause, une chute, un faux pas, qui n'ont jamais existé. Pour d'autres, l'accident a existé ; mais ils le dénaturent, en exagèrent à dessein l'importance. La simulation de l'accident initial peut donc porter sur son *existence*, sur sa *nature*, ou sur son *importance*.

On sait que le mobile, qui pousse l'ouvrier d'industrie à tromper le chirurgien, à l'induire en erreur, c'est le désir de toucher des indemnités pour des affections qui régulièrement ne lui donnent aucun droit, soit qu'elles n'aient pas été contractées pendant le travail, soit qu'elles dépendent d'un état général, diathésique ou constitutionnel, ou que seulement elles ne fassent point partie de la série prévue et acceptée par contrat passé entre les patrons et les Compagnies d'assurances-accidents.

Il est rare que l'ouvrier invente de toutes pièces à la fois l'accident et la blessure ; qu'il vienne réclamer des indemnités pour une affection qui n'existe pas ; qu'il invoque, par exemple, une chute qui n'a jamais eu lieu.

L'observation II prouve qu'il faut envisager l'affirmation éventuelle de faits aussi mensongers; mais de tel faits sont peu fréquents.

Les simulateurs de cette première catégorie sont généralement des ouvriers possesseurs d'une affection pour laquelle régulièrement, ils ne peuvent revendiquer une indemnité. Ce sont des furoncles, des névralgies intercostales, lombo abdominales, des rhumatismes, des maladies vénériennes avec leurs conséquences, orchite, etc., etc.

Il est facile de comprendre qu'un ouvrier, peu délicat et placé dans ces circonstances, n'hésite pas à inventer un faux pas, un effort, pour excuser son orchite; une chute pour expliquer son lombago, etc., etc.

On est parfois stupéfait d'entendre les suppositions et les affirmations les plus invraisemblables.

L'industriel ne discute pas les questions de ce genre; il ne prend même pas la peine de les examiner; il se borne à envoyer son ouvrier à la Compagnie d'assurances. L'ouvrier se présente au chirurgien de cette Compagnie; il est porteur d'un billet, sur lequel le patron ou son représentant inscrit la nature de la cause, telle qu'elle est formulée par le blessé. Le patron endosse dès lors, et sans y prendre garde, la responsabilité d'une affirmation, qu'il souligne de sa signature ou de son sceau.

Nous sommes obligé de constater que, souvent, au lieu de se contenter d'énoncer simplement le récit de l'ouvrier, en lui laissant la responsabilité d'un mensonge éventuel, le représentant de l'industriel va plus loin; il ne se borne pas à une déclaration libellée avec circonspection, en écrivant par exemple : « mon ouvrier dit s'être blessé à la jambe en faisant telle ou telle manœuvre ......; il prétend avoir eu le doigt pris par un engrenage, etc., etc ». Trop souvent, l'industriel (ou son représentant) a le tort d'attester, au contraire, avec autorité et sur la simple affirmation de l'intéressé, l'existence d'un événement, auquel il n'a pas assisté et dont, le plus souvent, l'unique témoin, est celui qui peut y avoir un réel intérêt, c'est-à-dire l'ouvrier en cause.

On comprend dès lors combien le rôle du médecin devient pénible. Éclairé par ses constatations, convaincu que la cause invoquée n'a pas existé, il se trouve seul en présence de deux affirmations, celle de l'ouvrier et celle de celui qui lui a donné son billet, destiné à lui procurer l'indemnité de blessure. Encore arrive-t-il parfois que l'intéressé en veut imposer davantage : il amène quelque témoin complaisant qui affirme tout sans avoir rien vu.

Le plus souvent la grossièreté de ces supercheries éclate à l'œil du médecin, même le moins prévenu ; mais il est des cas obscurs, ou habilement présentés ; il devient alors bien difficile de se prononcer.

Il est certain que l'on n'aura pas d'hésitations et que l'on jugera à leur juste valeur les affirmations d'un fondeur qui prétend s'être brûlé avec du cuivre en fusion et chez qui la brûlure prétendue, est remplacée par une évolution de furoncles. — De même on démasque ceux qui, porteurs d'une orchi-épididymite blennorrhagique, l'attribuent à une chute, à un choc. — De même on écarte ceux qui cherchent à expliquer une sciatique, un zona, par un traumatisme, ceux qui invoquent un faux mouvement pour justifier un abcès de l'aisselle. — Ce sont des simulateurs de mauvaise foi; et ils sont nombreux.

Des observations prises à des époques différentes montrent quelle est la diversité des prétentions, bien que le but soit toujours le même.

OBSERVATION IV (personnelle).

Le frappeur Henri D..., âgé de 24 ans, se présente le 10 octobre 1893. Il a, au bord interne de l'avant-bras droit, empiétant même sur la face postérieure, à l'union des 2/3 supérieurs avec le 1/3 inférieur, une tumeur rouge, dure, douloureuse, de la dimension d'un gros œuf; une tuméfaction œdémateuse l'entoure; et la peau est gangrenée au centre. Une incision cruciale donne issue à du pus. — L'intéressé attribue ce phlegmon anthracoïde à une brûlure, faite huit jours auparavant, en soudant des cerceaux de tonneaux. La réalité du fait est devenue difficilement démontrable ou réfutable à cause de la date tardive de la première déclaration. Le traitement par des pansements antiseptiques humides, renouvelés deux fois par jour, aboutit rapidement à la guérison.

Dès le lendemain de cette guérison, on reconnaît le début d'un autre anthrax au niveau du 1/3 inférieur de l'avant-bras droit; et le malade est informé que la prétendue brûlure ne joue aucun rôle dans la production de ce second anthrax.

Les jours suivants, les débris sphacélés sont excisés, l'induration diminue petit à petit, et le malade peut reprendre son travail le 23 octobre; il ne présente plus qu'une petite plaie de la largeur d'une pièce de cinquante centimes, recouverte d'emplâtre diachylon. — L'intéressé reconnaît que sa supercherie a été dépistée. Il se retire sans revenir sur ses affirmations primitives.

OBSERVATION V (personnelle).

Le 16 mai 1892, le fondeur Paul B..., âgé de 34 ans, se présente en racontant qu'il a été brûlé au pied droit. Lorsqu'on le conduit à préciser, on apprend que le pied en cause n'aurait été « qu'échaudé » par du cuivre en fusion. On s'étonne de la bizarrerie de ce récit, en constatant que la chaussure de cuir ne présente pas la moindre détérioration. En examinant le pied, on trouve, sur la face dorsale, une surface rouge, avec une peau tendue, luisante, sur laquelle on discerne trois points quelque peu saillants.

En peu de jours, la tuméfaction, la rougeur et la chaleur ont envahi toute la surface du pied. Il y a un chapelet d'adénite, étendu longitudinalement dans le triangle de Scarpa du même côté. On reconnaît le caractère furonculeux de chacun des trois points acuminés du 16 mai. Une ponction au thermocautère est faite dans chacun de ces trois points et détermine un immédiat et important soulagement.

Trois jours plus tard, toute inflammation microbienne a cessé: il n'y a plus d'adénite. L'étendue des zones de rougeur n'est plus en rapport qu'avec les trois paquelinisations.

Peu de temps après, la guérison est achevée ; et l'intéressé feint d'oublier sa version invraisemblable du 16 mai.

Certes, entre inflammation et brûlure, il y a des différences cliniques énormes ; aussi, dans ce cas particulier, n'était-il pas permis d'hésiter. Mais nous nous étonnons de comprendre comment le fondeur B..., se soit laissé aller à une explication aussi fantaisiste ; il faut songer que, pour le vulgaire, les inflammations qui présentent la rougeur, la chaleur et la douleur, ne s'écartent point en cela des brûlures au 1er degré, et ont avec ces dernières une certaine ressemblance. De là vient l'espoir que les médecins pourraient bien s'y tromper.

D'autres affirmations sont présentées avec une audace plus étonnante.

Observation VI (personnelle).

L'ébarbeur V... E..., âgé de 36 ans, prétend que, le 24 novembre 1893, il s'est fait une hernie en soulevant une pièce de fonte.

Le 13 décembre 1893, on l'examine et on reconnaît successivement tous les caractères de l'orchi-épididymite de nature blennhorragique. Le méat urinaire est d'ailleurs d'un rouge violacé, la portion membraneuse et la portion bulbaire du canal de l'urèthre sont d'une vive sensibilité à la pression. Il n'y a aucune hernie, ni aucune apparence de hernie. La région scrotale gauche est volumineuse. Les téguments sont infiltrés et adhérents. Il ne paraît pas y avoir de vaginalite actuelle. Le testicule est mou, un peu diminué de volume et facile à reconnaître en haut, en avant et en dedans. L'épididyme est énormément tuméfié et forme une masse dure, lobée, sensible au contact et occupant les parties inférieures, externes et postérieures de la moitié gauche du scrotum. Cette masse, dure et sensible, est en parfaite continuité avec le cordon dont l'ensemble est beaucoup plus volumineux à gauche qu'à droite. En dedans et un peu en arrière du cordon, on discerne le canal déférent, dont le volume est à peu près double de celui du côté opposé. L'intéressé présente une version différente de celle qu'il a dite à son patron : il ne s'agit plus d'un accident survenu en soulevant une pièce de fonte, mais bien d'un accident de compression, pendant lequel un cadre de chaudière l'aurait serré en un point qui répondrait à l'anneau inguinal gauche. L'intéressé est muni de tous les artifices d'usage pour éviter que les écoulements de l'urèthre puissent se retrouver sur la chemise. Il est d'ailleurs vraisemblable qu'il a pratiqué la miction un moment seulement avant de se présenter à la consultation.

Le 10 janvier 1894, l'intéressé annonce qu'il est complètement guéri. Il demande une indemnité, qui lui est refusée.

Cet individu n'ignorait pas qu'il avait une blennorrhagie ; mais, sachant que l'orchite consécutive ne lui donnait droit à aucune indemnité, il n'a pas craint d'essayer de la faire passer pour une hernie survenue dans l'exercice de ses fonctions. On prétend que les simulateurs de ce genre trouvent parfois des signataires de certificats dits de complaisance.

Bien des simulateurs, qui sont atteints d'affections vénériennes, cherchent à les excuser. Il est bon d'en résumer quelques observations pour montrer qu'il ne s'agit pas d'un cas isolé, ni exceptionnel.

Observation VII (personnelle).

Le peintre L..., Henri, âgé de 26 ans, rapporte que, vers le 25 octobre 1894, il serait tombé à cheval sur un balcon en voulant l'enjamber.

Le 7 novembre, on fait uriner le malade. Son urine est trouble, légèrement laiteuse : elle laisse tomber au fond du vase du pus, des débris épithéliaux et du mucus, déterminés par le microscope. Il n'y a aucune apparence de dépôt hématique. On cherche par l'interrogatoire du malade à savoir s'il n'y a pas eu quelque temps auparavant une blennorrhagie. L'intéressé affirme qu'il n'en a jamais eue. L'examen du périnée ne révèle aucune trace de contusion ; mais, par contre, la chemise est parsemée en avant de taches d'un jaune verdâtre. Le méat urinaire est rouge et laisse sourdre par la pression du canal d'avant en arrière une goutte d'un pus louche. L'intéressé est averti que sa maladie de vessie est uniquement sous la dépendance de son état uréthral. Pendant les jours suivants, la preuve en est fournie de plus en plus manifestement. Lorsque l'évidence en est bien établie, le peintre Henri J....., cesse de se présenter à la consultation. On le perd de vue.

Observation VIII (personnelle).

Le 9 mai 1894, l'ouvrier Victor H ... suppose qu'en soulevant une pièce de bois, il s'est fait mal dans l'aine. On constate d'emblée une balano-posthite chez un homme très malpropre, une adénite inguinale et surtout un écoulement uréthral caractéristique, qu'il est impossible de ne pas attribuer à la blennorrhagie. L'intéressé paraît croire qu'une coïncidence est possible entre une infection gonococcique et un effort pendant le travail professionnel. Celui-ci est le seul qui l'intéresse ; c'est à lui qu'il voudrait imputer l'adénite inguinale. Il lui est expliqué que l'adénite est imputable à son extrême malpropreté ; et qu'il n'a droit à aucune indemnité de ce chef.

Observation IX (personnelle).

Le maçon Louis T..., âgé de 26 ans, affirme qu'il s'est fait mal aux parties en soulevant un tombereau, il y a deux jours.

Le 20 octobre 1894, l'exploration de la région du cordon spermatique révèle une exquise sensibilité au moindre attouchement ; mais en faisant un examen plus approfondi on constate une blennorrhagie que le malade lui-même finit par avouer après quelques dénégations. Honteux et confus, il s'esquive et ne reparaît plus.

Observation X (personnelle).

Le teinturier Désiré B..., âgé de 18 ans, veut faire croire que la veille, pendant l'exercice régulier de son travail, il a reçu un rouleau de toile sur les testicules.

Le 11 mars 1894, quoi qu'en dise le blessé, on constate un écoulement blennorrhagique et une épididymite consécutive, qui ne laisse pas de place au doute et qui rend invraisemblable le roman imaginé par le jeune homme intéressé.

Il serait facile d'accumuler les aventures de ce genre : elles sont presque aussi variées que les explications imaginées pour excuser la grossesse illicite.

Il suffit de quelques faits pour établir qu'à côté de quelques naïfs et de certains malheureux, il y a des ouvriers, qui agissent en connaissance de cause et qui quelques fois invoquent un accident récent pour expliquer une affection ancienne.

En dehors des maladies vénériennes, on voit d'autres ouvriers, qui veulent aussi justifier leurs maladies chroniques. Pour l'un c'est une hernie déjà ancienne ; pour un autre c'est un ecthyma ; etc., etc.

Observation XI (personnelle).

Le menuisier François S..., âgé de 44 ans, dit qu'il s'est blessé en soulevant une poutre en tôle, le 4 mai 1894.

Huit jours plus tard, l'ouvrier insiste ; il prétend qu'il a ressenti subitement une douleur à la suite d'un effort. Or, on constate une hernie crurale du deuxième degré et que tout fait supposer être de date ancienne.

Les contrats d'assurances mettent d'ailleurs hors de cause toutes les hernies sans distinction. L'affaire est litigieuse pendant quelques jours : la Compagnie d'assurances prouve qu'elle est hors de cause par le texte de son contrat. Le patron s'obstine à se prétendre couvert par la prime, dont il paye régulièrement les échéances. Le chirurgien intervient en s'adressant à la Société de secours mutuels et en expliquant l'importance de la prédisposition à la hernie, la menace d'une seconde hernie, qui est probable pour une date ultérieure chez le même sujet. Il parvient à faire comprendre que la charge du bandage herniaire et des indemnités afférentes à la hernie est attribuable à la Société de secours mutuels, et non pas à la Compagnie d'assurances-accidents.

Observation XII (personnelle).

Un homme de peine âgé de 60 ans prétend s'être heurté la main gauche contre une porte. Ce vieux, François G...., a supporté péniblement les rigueurs de l'hiver. Son état général est encore plus sénile que son âge avoué. Le 1ᵉʳ mars 1894, on trouve sur la main de l'intéressé deux pustules ulcérées d'ecthyma, l'une sur la face dorsale du dernier pli inter-digital, l'autre sur la face dorsale de la main gauche, très près de la 5ᵉ articulation carpo-métacarpienne.

Observation XIII (personnelle).

Le forgeron Clément N....., âgé de 33 ans, raconte qu'il s'est fait un effort au bras gauche en manœuvrant. On l'examine le jour même, 2 janvier 1894. Les mouvements du bras et ceux de l'épaule s'exécutent facilement. L'articulation est libre ; quelques points sont sensibles à la pression au niveau des deuxième et troisième côtes, près du creux de l'aisselle et dans la région sous-claviculaire. Dans l'aisselle gauche, on découvre une petite tumeur saillante, rouge et dure, sensible à la pression, du type ordinaire d'un abcès tubéreux de l'aisselle. Clément N..... en explique la présence par un effort datant du matin même, bien que les divers détails de couleur violacée, d'adhérence à la peau et de fluctuation en fassent remonter le début à une semaine. Cet homme est, de plus, atteint d'une bronchite depuis plusieurs jours. En examinant de près ce malade, on découvre un kyste de nature probablement dermoïde situé un peu à gauche de la ligne médiane du front. On constate également un kyste synovial accessoire de la gaîne tendineuse sur la face palmaire de la 2ᵉ articu-

lation métacarpo-phalangienne de la main gauche. L'intéressé est
informé de l'indépendance de toutes ces productions ; il est surtout
avisé que son abcès tubéreux de l'aisselle n'est point le résultat d'un
effort. Il se retire sans accepter les soins qui lui sont proposés. Il est
plus soucieux d'obtenir de l'argent que de guérir l'une ou l'autre de
ses misères physiques.

OBSERVATION XIV.

Le manœuvre Joseph D..., âgé de 21 ans, se présente le 15 novembre 1893, et prétend qu'il a fait une chute sur le genou gauche ;
il précise même qu'il est tombé d'une hauteur de 4 mètres. Lorsqu'on
recherche sur quelle région exacte le traumatisme a porté son action,
on n'obtient plus que des réponses très vagues et très obscures : le
genou gauche est d'abord mis en cause, puis c'est le bord postéro-
externe de la jambe, puis c'est l'ensemble du membre. L'exploration,
conduite lentement et avec grand soin, ne montre pas trace d'ecchymose, ni d'excoriation, ni d'autre signe physique de traumatisme. Il
n'y a pas non plus d'hydarthrose. Tout au plus arrive-t-on à soup-
çonner un vestige d'œdème au-dessous de la face externe du genou.
Par contre, on reconnaît nettement les signes physiques d'une névralgie
sciatique, presque localisée au sciatique poplité externe, avec exacer-
bation des douleurs pendant la nuit. On fait une application de pointes
de feu et on administre, devant témoin, un gramme de salycilate de
soude le matin et deux grammes le soir. Dès le quatrième jour, le
malade est guéri.

Plusieurs autres cas analogues se succèdent pendant cette
saison humide, pluvieuse et froide dans le Nord.

L'année suivante, 2 novembre 1894, se présente un autre manœuvre, François D..., âgé de 45 ans, qui a éprouvé une douleur
lombaire l'avant-veille, en soulevant un baquet. On constate les signes
d'une névralgie lombo-abdominale du côté gauche, notamment l'hyperesthésie au contact, à la température et à la piqûre. On complète le
traitement par le salycilate de soude à l'intérieur, en ajoutant d'abord

deux ventouses scarifiées et ensuite un vésicatoire. La guérison est obtenue en huit jours et l'intéressé arrive à comprendre la valeur rhumatismale de sa maladie et du traitement.

Le fait de la névralgie lombo-abdominale n'est certes pas rare ; il n'en est pas de même du zona, qu'on observe dans les mêmes saisons.

Le plafonneur Charles M..., âgé de 40 ans, vient le 7 septembre 1893 ; il dit qu'il est tombé sur les reins et présente l'attitude de l'homme qui souffre beaucoup de la région lombaire. En l'explorant, on reconnaît deux points douloureux du côté droit ; le principal répond au bord externe de la masse dorso-lombaire ; l'autre répond à la ligne verticale sous-axillaire. Ces deux régions sont rosées, tuméfiées et sensibles au moindre frôlement. On y applique de l'ouate avec un mélange de poudres de talc, d'oxyde de zinc et d'amidon tamisé. — Dès le lendemain apparaissent des éruptions de zona dans chacune de ces deux régions et, en même temps, une autre éruption du côté opposé, en formant un groupe en ceinture sans relation avec un département nerveux. Il n'y a d'ailleurs aucun signe physique qui se rapporte à un traumatisme quel qu'il soit.

La coïncidence de l'herpès et d'un traumatisme est possible ; mais il est certain que, si un traumatisme a existé, il a dû être bien minime, puisqu'on n'en a pas eu la preuve ; tandis qu'il est encore plus certain que l'herpès zoster a été assez intense pour justifier à lui seul toute l'interruption du travail. C'est pourquoi l'indemnité de blessure n'a pas été accordée.

Les coïncidences sont parfois plus précieuses pour conduire à discerner la vérité.

Observation XV.

Le 18 juillet 1892, le tourneur Henri Martin, âgé de 16 ans 1/2, se présente (9959) pour être soigné d'une prétendue blessure du pouce de la main droite.

On constate une tourniole de la face dorsale de la phalange
unguéale de ce pouce droit. Les mains sont très malpropres. Il est
probable qu'une petite plaie « envie » a été le point de départ de cette
inflammation, qui ne saurait être attribuée à un traumatisme réel. On
constate en outre, chez cet individu, une tendance furonculeuse à la
face. On en fait le nettoyage au savon et à l'eau chaude, puis à la
liqueur de Van Swieten et on arrive en quelques jours à le guérir.

Observation XVI (personnelle).

Le tisserand Frédéric S..., âgé de 58 ans, dit qu'il y a cinq
jours, il s'est blessé à la main en se heurtant contre un engrenage.

Le 22 octobre 1894, la face dorsale de la main gauche est légèrement trméfiée ; on y trouve deux ou trois furoncles à des stades
différents et, au niveau de la deuxième articulation métacarpo-phalangienne, plusieurs vésico-pustules d'ecthyma en pleine évolution.

Les manuluves antiseptiques chauds alternent avec les pansements
à la vaseline thymique ; la guérison est rapidement obtenue ; mais il
n'est plus question d'indemnité de blessure.

Observation XVII.

Le 8 octobre 1893, Auguste T..., âgé de 14 ans, apporte une
déclaration écrite et signée du patron avec l'affirmation : « doigt
écrasé ». On constate, sur la face dorsale de l'index droit, un petit
abcès au niveau de l'articulation terminale. Pressé de questions,
l'enfant avoue que sa maladie n'est pas récente et qu'il faut remonter
à trois ou quatre semaines pour découvrir une plaie superficielle, trop
minime pour le déterminer à interrompre son travail. En examinant
les deux mains, on rencontre deux autres abcès, dont la nature est la
même, et dont l'un siège sur la face dorsale de l'annulaire gauche,
tandis que l'autre se trouve à la face palmaire de la main gauche au-
dessus du dernier espace interdigital. Aucun traumatisme n'y est
mis en cause : on ne comprend pas comment il en a pu être invoqué
au sujet de l'index droit.

Le patron a été le complice de la supercherie de l'ouvrier, pour organiser une escroquerie aux dépens d'une Assurance-accident. On se demande comment un patron, soucieux de sa dignité, donne le poids de son autorité et de sa valeur morale à un de ses subordonnés, qui trompe en connaissance de cause. S'il affirme un fait faux, c'est que sans doute il pense comme le simulateur, qui sait fort bien n'avoir aucun droit et qui cependant prend de l'argent à une Société financière, à une Compagnie anonyme, comme si ce n'était pas commettre un vol. C'est une façon commode de tromper sa conscience ; elle est souvent mise en application ; et les Compagnies grandes ou petites, l'État surtout, en ressentent les multiples et ruineux effets.

Observation XVIII.

Un garçon brasseur de 19 ans rapporte qu'il a eu la main droite prise entre une rondelle de bière et la muraille, il y a deux jours. (3 novembre 1894).

Sur le milieu de la face dorsale de la phalange métacarpienne de l'annulaire du côté droit, on trouve de la folliculite non parvenue encore à la période de suppuration. On applique une petite pointe de feu sur le sommet de chaque partie acuminée. L'angioleucite de voisinage, qui s'étend à toute la main et un peu à la partie dorsale et interne de l'avant-bras, cède dès le lendemain ; mais on n'accepte pas d'assimiler cette maladie (qui peut être professionelle), avec un traumatisme réel, tel qu'il incombe à un contrat d'assurances.

Observation XIX.

Le 3 janvier 1894, le peintre Georges L...., âgé de 23 ans, se plaint d'un point douloureux vers les huitième, neuvième et dixième côtes du côté droit et dans une partie de la région sus-hépatique. Les fortes inspirations et la toux sont très douloureuses. La sensibilité est exagérée par la pression. Cet homme prétend qu'il

3

s'est blessé en poussant une charrette. On ne perçoit aucune crépitation, pas plus qu'on ne voit de déformation, d'ecchymose, ni d'excoriation. Il y a de l'hyperesthésie au moindre contact dans la région sous-axillaire droite. On ne trouve aucun bruit anormal à l'auscultation. On fait le traitement ordinaire de la névralgie intercostale, et en même temps celui d'un embarras gastro-intestinal intercurrent.

Sept jours plus tard, l'intéressé croit devoir insister encore sur un traumatisme, dont on n'a jamais vu aucune trace et dont la guérison rapide indique bien le peu d'importance. Le peintre ne veut pas entendre d'explication. Il ne pouvait d'ailleurs les apprécier. On ne le revoit plus.

Observation XX.

Le 8 novembre 1894, le manœuvre Casimir D..., âgé de 40 ans, raconte que, deux jours auparavant, il se serait « fait mal dans l'aine, en levant un bouilleur ». Il prétend avoir ressenti une immédiate et forte douleur dans la région inguinale du côté droit. Il existe, en effet, une minime tuméfaction de la région supéro-externe de la cuisse ; et une palpation douce et méthodique y fait découvrir une polyadénite crurale, dont le point de départ est un furoncle en pleine suppuration, situé sur la fesse correspondante. Tout le récit du *prétendu accident* a été imaginé pour les besoins de la cause.

Observation XXI.

Le rattacheur Pierre B..., âgé de 14 ans, se présente le 3 avril 1894 ; il prétend qu'il s'est fait un effort dans l'aine en portant un panier de bobinots.

Le jeune garçon assure que c'est en plaçant sur son épaule un panier chargé de 27 kilogrammes de bobinots qu'il s'est fait mal dans la région inguinale gauche, par suite d'un faux mouvement qu'il fit pour empêcher la chute de son fardeau. On ne trouve pas trace de hernie ; d'ailleurs les douleurs sont très limitées ; et le garçon les localise au niveau de l'arcade de Fallope. Après avoir recherché toutes les éventualités vraisemblables, on arrive à admettre que l'évolution de la puberté se trouve seule en cause.

En effet, le développement des organes génitaux est encore incomplet. Quelques poils follets au pubis, la congestion et l'augmentation des volumes des testicules le démontrent nettement. Il s'agit donc d'une hyperesthésie localisée et imputable à l'adaptation insuffisante de l'anneau inguinal à une fonction nouvelle, par suite d'un état congestif, qui n'est d'ailleurs que temporaire et n'a rien à faire avec un effort.

Observation XXII.

Un effort est prétexté, le 18 juillet 1894, par le menuisier Victor R..., âgé de 32 ans, et qui se serait fait mal au bras gauche en levant un fardeau.

On reconnaît une angioleucite minime et superficielle de la portion antéro-interne du bras gauche avec un peu d'adénite axillaire secondaire, non appréciable par la tuméfaction, mais néanmoins très nette par l'exagération de la sensibilité. On trouve à la main correspondante plusieurs excoriations superficielles, qui peuvent avoir servi de portes d'entrée aux éléments de l'infection locale.

Aucun effort pour soulever un fardeau ne peut être rendu responsable de cette angioleucite.

Certes ces deux individus sont des simulateurs, — l'un attribuant une maladie à un traumatisme, dont il est d'ailleurs impossible de retrouver les traces, — l'autre invoquant un mouvement pour expliquer son adénite axillaire. — Mais peut-être sont-ils de bonne foi. On peut admettre que la névralgie intercostale en cause, bien qu'existant antérieurement, ne se soit révélée qu'à l'occasion d'un mouvement brusque, qui a déterminé un tiraillement sur les nerfs atteints, que la douleur causée par l'angioleucite du bras et l'adénite axillaire ait été tolérée passivement jusqu'à ce qu'une contraction des muscles du bras vienne la réveiller en l'exagérant.

C'est de la simulation néanmoins ; car c'est vouloir attribuer des affections, qui sont des maladies, à des accidents, qui, s'ils eussent existé, n'auraient jamais pu déterminer de semblables processus morbides.

Observation XXIII.

Le 5 juin 1894, le manœuvre L...O..., âgé de 29 ans, prétend qu'il a reçu une pierre sur le doigt. Il paraît souffrir beaucoup. Il n'y a cependant pas la moindre trace d'un traumatisme, quelqu'il ait pu être, sur la main gauche que nous présente l'intéressé. Tous les signes physiques concordent, par la tuméfaction, la rougeur du côté palmaire, l'œdème de la face dorsale, par l'impuissance fonctionnelle et presque totale de tous les mouvements du doigt, pour établir la certitude d'un panaris du milieu de la face palmaire de la phalange métacarpienne du médius de la main gauche.

Malgré les appréhensions et les cris de l'intéressé, un débridement est pratiqué, qui donne issue à une notable quantité de pus. La preuve était ainsi faite qu'il n'existait pas de traumatisme; mais qu'il existait une infection localisée, nettement phlegmoneuse.

Observation XXIV.

Un mois plus tard, le 5 juillet 1894, c'est une varouleuse, Marie R..., qui dit avoir reçu un coup d'ailette sur l'index droit.

On reconnaît d'emblée la rougeur, la tuméfaction, la chaleur et la sensibilité d'un abcès sous-cutané de la face dorsale de la phalange moyenne de l'index droit, présentant en son centre un point jaunâtre.

L'incision de l'abcès sous-cutané donne lieu à un écoulement de pus et d'un peu de sang.

Les infections localisées sont communes. Ce sont des maladies, qu'il faut soigner comme telles; mais l'appât du lucre n'est pas un motif suffisant pour exagérer la valeur d'un minime traumatisme. Il importe de laisser à chacun des éléments de la vie sociale, les charges qui lui incombent, sans renvoyer des Sociétés de secours mutuels aux Assurances-accidents les obligations contractées par leur fonction.

« Lorsqu'un accident est tellement minime, qu'il ne gêne pas pour travailler, il ne doit pas être mis à la charge d'une Assurance-accidents. Si, plus tard, il devient la porte d'entrée d'une infection locale, le traitement de cette infection incombe à la Société de secours mutuels ». (Guermonprez).

OBSERVATION XXV.

Le 15 juin 1894, le rattacheur Jean H..., âgé de 16 ans, dit qu'il a reçu, le jour même, un coup au bras gauche au bâtis de son métier. On ne trouve pas la moindre trace d'un traumatisme, quel qu'il soit ; mais on reconnaît une furonculose manifeste, ayant déterminé de la lymphangite et une collection purulente située au niveau de l'olécrane du coude gauche. La collection est sur le point de s'ouvrir : elle est donc de date ancienne. Sans aucun délai, un coup de bistouri donne issue à une notable quantité de pus ; et l'enfant est convaincu de sa supercherie.

Ce n'est pas en quelques heures que ce foyer de suppuration aurait pu se former.

L'histoire des « durillons-forcés » se trouve souvent obscurcie par des racontars analogues. L'intérêt, qui les inspire, est toujours le même. On imagine une blessure ; et, si on peut y faire croire, on met le chômage à la charge de l'Assurance-accidents.

Quelquefois des ouvriers viennent réclamer des soins pour des affections existant réellement et survenues pendant le travail ; et cependant ce sont encore des simulateurs.

La blessure a été minime, la lésion, par suite de leur négligence, n'est plus en rapport avec la cause initiale ; aussi se croient-ils obligés de dénaturer l'accident. A la place d'un accident léger, ils en invoquent un beaucoup plus grave. C'est une manière de masquer la disproportion qui existait au préalable. Ceci s'applique surtout aux phlegmons.

Un ouvrier se pique au doigt à son métier à tisser ; un maçon s'inocule avec une pierre, ou par un instrument de travail quelconque. Au lieu de prendre quelques précautions, il traite ces

légères lésions par le plus souverain mépris ; aussi arrive-t-il
que la bénigne écorchure, la minime piqûre devient douloureuse, puis s'enflamme.... L'ouvrier travaille toujours .... ;
enfin, la main, le bras, ou le pied se gonflent. Les douleurs
deviennent intolérables. Il faut réclamer des soins ; mais, si
l'on vient à dire que cette collection purulente, qui déjà se
forme, est due à une simple égratignure qui date de huit ou
dix jours, on risque de se voir refuser par l'Assurance, parce
que le contrat exige que l'on se fasse soigner dans les
24 heures après l'accident. Il est fin de rapprocher la date de
l'accident et de grossir son importance. La piqûre, vieille de
dix jours, devient un écrasement de la main survenue la
veille ; elle devient une chute d'objet. Le plus souvent on
cache soigneusement la porte d'entrée. Les observations en
sont nombreuses. L'un, ne craint pas d'attribuer sa collection
purulente à une coupure ; un autre à l'enfoncement d'un
clou dans le pied ; etc., etc.

Tous ces malades sont des simulateurs de mauvaise foi, qui
trompent sur la NATURE de l'accident initial.

Observation XXVI.

Le 18 juillet 1894, le frappeur Léonard I..., âgé de 31 ans,
présente une petite collection purulente au-dessous d'un durillon de
l'index gauche et il l'attribue à une « coupure, six jours auparavant,
par une bavure de cornière ». Avant d'opérer le débridement, on
fait un savonnage et une exploration, qui démontrent que le durillon
n'a même pas été excorié.

Observation XXVII.

Le 3 juillet 1894, le fileur Charles V..., âgé de 40 ans, est
atteint d'un panari sous-épidermique au talon gauche. Une incision
au bistouri donne issue à une notable quantité d'un pus mal lié. Il

prétend qu'un clou s'est enfoncé dans son pied le **29 juin**; mais il ne parvient pas à préciser le point piqué; et on ne réussit pas à reconnaître le moindre *vestige de plaie par instrument* piquant, comme on en observe si communément à la Maison de secours pour les Blessés de l'industrie.

Observation XXVIII.

Le chocolatier Georges J..., âgé de 23 ans, dit avoir reçu un instrument de travail sur le pied gauche sept jours auparavant.

Le 9 mai 1894, on trouve, sur toute la face dorsale du pied, une tuméfaction inflammatoire assez intense. A la naissance du cinquième orteil une incision a été pratiquée en ville. On reconnaît sur le bord externe de la face plantaire un vieux durillon, qui s'est enflammé probablement par le port de la chaussure; mais il n'est plus possible de constater aucun signe de traumatisme.

Observation XXIX.

Le 11 juin 1892, le tourneur en bois Louis S..., âgé de 14 ans, prétend s'être fait une brûlure en retirant un bobineau. On trouve du gonflement dans la face dorsale de la main gauche et de la rougeur, surtout entre les quatrième et cinquième articulations métacarpophalangiennes. Il existe également du gonflement à la face palmaire. Le blessé éprouve des « lancements ». La fluctuation n'est pas encore très nette. Il est impossible de découvrir la porte d'entrée de ce phlegmon. (Bains chauds antiseptiques.)

Le 17 juin, on débride ce phlegmon; il s'en écoule une grande quantité de pus. Le malade reprend son service le 28 et avoue par son silence qu'il a cherché à tromper sur la nature de sa maladie.

Observation XXX.

Le 11 juin 1892, Louis S...., âgé de 14 ans, tourneur sur bois, se serait brûlé, en retirant un bobineau de son tour; mais il ne se

présenté que quatre jours, plus tard (9823) : la face dorsale de la
main gauche est rouge, tuméfiée, sensible, entre les troisième et
quatrième articulations métacarpo-phalangiennes ; il en est de même
à la face palmaire. — Le blessé éprouve des douleurs lancinantes,
qui complètent la symptômatologie du phlegmon circonscrit. Cependant la fluctuation n'est pas encore très nette. On ne trouve pas
non plus la porte d'entrée de l'infection.

Le 17 juin, le débridement donne issue à une notable quantité de
pus ; l'intéressé, qui en est tout étonné, comprend que cette collection
purulente ne peut pas être attribuée à une brûlure ; il ne reparle plus
de sa version primitive.

Le 27 novembre 1893, le manœuvre Louis R...., âgé de 21 ans,
présente un phlegmon circonscrit de la face palmaire de la main
gauche ; mais il invoque un autre mécanisme ; celui d'une « foulure
contractée en travaillant ».

Le débridement lui prouve bien la présence du pus et lui montre
que sa supercherie est dépistée. Il n'insiste plus.

Parfois, il y a eu réellement un accident pendant le travail ;
mais la lésion, pour laquelle se présente l'ouvrier, n'est pas
en rapport avec l'accident invoqué comme cause. L'accident
a une part dans l'étiologie du processus morbide ; mais il y a
en même temps une autre cause, que ce soit un accident
survenu en dehors du travail, ou qu'il s'agisse d'une maladie
avérée, chronique, de date antérieure, sous la dépendance
d'une diathèse ou d'une prédisposition morbide. L'ouvrier
cherche à tirer parti d'un minime accident survenu. Il le met
en valeur ; il en exagère l'importance : il devient un simulateur et la simulation dans ce cas porte sur *l'importance de
l'accident initial*. Pour une adénite inguinale ancienne, on
invoque une chute survenue la veille, etc., etc. Il est, en effet,
à remarquer que, contrairement à ce qui se passe d'habitude,
les blessés viennent immédiatement se faire soigner afin de
bénéficier dans la plénitude des traces bien apparentes de
contusion, ou de tout autre traumatisme récent.

Les quelques observations qui suivent sont suffisamment caractéristiques.

OBSERVATION XXXI.

Pierre D..., manœuvre de plafonneur, âgé de 17 ans, est tombé en bas d'une échelle, le 5 avril 1894 ; il prétend s'être blessé à la région inguinale droite et il accuse de violentes douleurs en cette région. On trouve dans la moitié interne du triangle de Scarpa une hyperesthésie, surtout exagérée en deux points, correspondant, le premier à la partie moyenne de l'arcade de Fallope, le deuxième au niveau du canal crural à deux centimètres environ au-dessous de l'arcade. En ces deux points, on sent une masse dure assez volumineuse et roulant sous le doigt ; mais les douleurs ressenties par le blessé empêchent de pousser plus loin une exploration méthodique. On trouve, au pied correspondant, une petite plaie mal soignée, qui est le point de départ de cette adénite.

L'accident est réel ; mais il est un prétexte pour obtenir des soins et une indemnité.

Il n'est pas rare de voir coïncider un eczéma des mains et un traumatisme. Le 21 mai 1892 (9843), nous en avons observé un cas très net, où l'intéressé aurait voulu établir la confusion et attribuer la dermatite au traumatisme.

Le 5 mai 1891, le peintre Henri L....., âgé de 40 ans, s'est blessé à la main en travaillant. Il vient pour la première fois le surlendemain. On trouve quelques traces de contusion récente à la face dorsale de la main et sur le poignet. Il y a en même temps une tuméfaction localisée à la moitié inférieure du deuxième espace intermétacarpien avec tuméfaction du tissu cellulaire sous-jacent. C'est un phlegmon au début. Il existe d'ailleurs un état vernissé de la peau, qui doit être imputé à l'action de l'esprit de sel, dont l'emploi fréquent est nécessité par la profession de l'intéressé.

Il est probable que cet individu possédait depuis longtemps

cette lésion de la main. Il ne s'est servi de l'accident minime, qui lui est survenu, que pour faire soigner cette maladie préexistante aux frais de la Compagnie d'assurance.

L'angioleucite est si fréquente dans le Nord, que la coïncidence avec le traumatisme ne peut pas être négligée.

Observation XXXII.

Le 16 mai 1894, le chaudronnier Joseph S..., âgé de 18 ans, s'est heurté le pied contre une pièce de fer sur le sol de l'atelier.

Le lendemain, on constate un gonflement considérable de tout le pied droit, et quelques traces appréciables d'une contusion qui semble récente. La tuméfaction est rouge, douloureuse, et nettement attribuable à une angioleucite, dont le point de départ se trouve être dans des vésico-pustules d'acné. L'une de ces vésico-pustules est actuellement déchirée, séchée, presque guérie, tandis qu'une autre, située plus haut, sur le bord droit du tendon d'Achille, est encore de date toute récente. De plus cet individu a les pieds dans un état de malpropreté extrême. On admet la coïncidence du processus morbide infectieux et du traumatisme.

Le 31 août 1893, l'homme de peine Apollinaire A..., âgé de 19 ans, nous a présenté un traumatisme du thorax, coïncidant avec de la tuberculose des deux poumons et une altération du rachis et des côtes du type rachitique. L'ecchymose de l'angle inférieur de l'omoplate droite prouvait l'authencité du traumatisme. Le traitement général a été fait en même temps que le traitement local jusqu'au 9 octobre, date de la reprise du travail.

Nous avons successivement passé en revue les diverses manières dont s'y prennent les simulateurs lorsqu'ils s'attachent à tromper sur l'accident lui-même. Leurs moyens ne se bornent pas là.

Dans le chapitre suivant, on voit la simulation s'exercer sur la blessure.

Dans tous les cas, il en faut être prévenu, afin de rendre un témoignage de *vérité* et d'accomplir la fonction chirurgicale en toute *justice*.

CHAPITRE IV.

DE LA SIMULATION DE LA BLESSURE.

Au début de cette étude, on a vu que l'on devait comprendre sous la dénomination générique de « blessure, » non seulement les diérèses et les exérèses, mais aussi les plaies contuses, les contusions, en résumé, le désordre causé par l'agent vulnérant.

La simulation peut porter sur ce désordre, sur cet état morbide. Elle est, en ses manifestations, aussi variée que peut l'être lui-même le résultat de l'accident.

On rencontre des individus, qui, réellement, ont été blessés par leur ignorance ou leur négligence, et qui exagèrent les conséquences de cet accident. Chez d'autres la nature elle-même, le tempérament transforme une affection bénigne en une affection grave. Il en est qui, atteints d'affections du ressort de la médecine, les attribuent à des accidents en les décorant de noms nouveaux.

Il arrive journellement, dans certaines industries, que des ouvriers se fassent des éraillures de la peau, des piqûres, des coupures de peu de gravité. — Quelques soins, moins que cela, quelques précautions et il n'y paraît plus. — Il en est tout autrement, lorsque ces légers inconvénients du travail sont abandonnés à eux-mêmes. Ce qui n'était rien devient une affection grave, qui quelquefois va jusqu'à compromettre l'intégrité fonctionnelle du membre. L'ouvrier, placé dans ces conditions, regrette amèrement de ne s'être pas fait soigner plus tôt, mais il ne peut s'en prendre qu'à sa négligence. C'est l'histoire de presque tous les phlegmons.

Nous avons reçu, étant interne à la Maison de secours, un jeune homme instruit, amené par son père, contremaître d'une grande filature, ancien filateur malheureux, et qui, par manque de ces petites précautions, avait un phlegmon profond de la main. Il dut entrer à l'hôpital et longtemps on agita la question de l'amputation.

Pour bénéficier de leur assurance, beaucoup de simulateurs inventent de toutes pièces des traumatismes. On en a vu plusieurs observations dans le chapitre précédent. Il est nécessaire d'en ajouter quelques autres, car elles ne sont pas rares.

Observation XXXIII.

D... A..., 20 ans, ajusteur, dit s'être piqué au médius droit, il y a environ huit jours.

De prime abord on est frappé de la constitution délicate du sujet et de son peu de développement physique. Il est âgé de 20 ans et en paraît à peine 15 ou 16. — Pendant l'examen il est pris de sueurs profuses et de défaillances, qui dénotent un mauvais état général. — Il y a onze jours environ, l'intéressé remarqua, sur le bord externe de la phalange unguéale du médius droit, un pertuis étroit, d'où s'écoulait un peu de liquide séro-purulent. Néanmoins il put continuer son travail et se fit comme traitement une application d'acide phénique qui eut pour résultat de déterminer une brûlure au 2º degré, mais n'empêcha pas la maladie d'évoluer. Ce doigt était très douloureux. Cela battait, dit-il... Nul doute qu'il s'est agi là d'un phlegmon dont il est difficile de déterminer la porte d'entrée.

Actuellement le doigt n'est plus douloureux ; mais on constate du sphacèle de la peau avec suppuration septique sous l'épiderme dans les deux dernières phalanges du médius. L'ongle ne paraît pas décollé actuellement. La région de l'articulation phalango-phalangienne est très tuméfiée, comme s'il s'agissait d'un ecthyma total de l'extrémité du doigt. — Immédiatement au-dessous de l'articulation, on voit un sillon d'élimination comme dans les cas de gangrène.

Le traitement consiste en bains tièdes faiblement antiseptiques au sublimé et des cataplasmes chauds d'amidon. L'épiderme est détaché.

L'évolution ultérieure démontre bien la gangrène phéniquée et l'infection septique localisée au lieu même de la plaie par instrument piquant.

Observation XXXIV.

Th. G., frappeur, âgé de 28 ans, dit avoir reçu une tôle sur le pied droit.

Le 10 janvier 1894, sur le côté interne du pied droit, au niveau de l'origine du gros orteil, on voit une excoriation légère et superficielle, et tout autour un peu de rougeur et de gonflement. La marche détermine une douleur assez vive pour faire boiter le blessé. Dans le pli de l'aine correspondante, il existe plusieurs ganglions enflammés, dont un surtout plus volumineux et plus douloureux à la pression. Rien en dehors du pied ne peut expliquer cet adénite.

Cet homme n'est venu se faire soigner à la Maison de secours que treize jours après l'accident.

Observation XXXV.

H. E., mécanicienne, 22 ans, s'est piquée le 20 février 1894 au pouce gauche avec le crochet de courroie.

Le 28 février seulement, elle se présente, huit jours après l'accident, à la Maison de secours avec un panari palmaire de la phalange unguéale du pouce gauche. Cette collection purulente est ouverte au bistouri.

Observation XXXVI.

D. Ch., menuisier, 38 ans, dit s'être blessé à la main le 25 octobre 1885, en maniant des pièces de bois.

Le lendemain, on constate un phlegmon circonscrit de la face palmaire de la main gauche au niveau des deux plis de flexion du milieu de la main, précisément sur le prolongement de la ligne du

2e espace interdigital. La rougeur, la tuméfaction et la sensibilité y ont bien leur maximum ; mais la tuméfaction s'étend à la face antérieure de l'avant-bras. Après explication, la chloroformisation n'est pas acceptée : le débridement est pratiqué selon l'axe et donne issue à du pus dont la date d'inoculation peut bien être tenue pour douteuse.

Si pour les uns on est en droit d'incriminer la négligence, pour toute une autre classe d'individus il n'en est pas ainsi : la faute en est simplement à la nature, au tempérament.

Certes ces gens infortunés ne sont pas de mauvaise foi, du moins quant à l'existence du fait lui-même ; mais leur démarche est de la simulation néanmoins en ce sens qu'ils veulent imputer à l'accident leur diathèse, leur mauvaise constitution. Si l'on acceptait cette extension des revendications, les Compagnies d'assurances ne sauraient exister, car, au lieu de tabler sur des risques professionnels, elles seraient obligées de se baser bien plus sur les risques individuels. Le Conseil médical de la Maison de secours, composé de trois professeurs de Faculté, s'est d'ailleurs hautement prononcé en ce sens pour le sujet, dont le cas fait l'objet de l'observation suivante.

Observation XXXVII.

G. A., dit avoir reçu un coup de tréteau sur la jambe gauche le 4 novembre 1894.

Cet homme a eu une plaie à la jambe gauche et a été soigné chez lui jusqu'au 26 mai, époque à laquelle il se présente à la Maison de secours en réclamant une indemnité. Le Conseil médical se réunit pour examiner sa requête ; et il donne les conclusions ci-après : Les états diathésiques ultérieurs, qui peuvent considérablement aggraver une plaie ou prolonger sa durée ne regardent en rien les Compagnies d'assurances. L'assurance ne doit considérer que la durée, qu'aurait présentée la même plaie sur un sujet sain, en l'absence de tout état diathésique ou pathologique. En conséquence G. Armand, dont la plaie a eu une durée de deux mois et demi, durée prolongée uniquement imputable à l'état variqueux, mais qui sur un sujet sain n'aurait été que de quinze jours n'obtient qu'une indemnité de quinze jours.

Les Compagnies d'assurances, aussi riches qu'elles puissent être, ne pourraient se charger de tous ceux chez qui les plaies, même ordinaires, deviennent des ulcères fongeux, qui n'offrent aucune tendance à la guérison spontanée ainsi qu'il en a été pour les blessés suivants.

OBSERVATION XXXVIII.

R. F., charpentier, 33 ans, prétend s'être fait une contusion à la jambe droite il y a environ huit jours.

A l'union du tiers inférieur avec les deux tiers supérieurs de la face antérieure de la jambe droite, on remarque une plaie à bords nettement délimités et taillés à pic, de la dimension d'une pièce de 0,50 cent. Le fond en est rouge, saignant facilement. Le pourtour, sur une largeur de 2 à 3 centimètres est enflammé et douloureux. De plus, çà et là, à la circonférence, se trouvent quelques pustules noirâtres, ressemblant à de l'echthyma desséché.

Quelques jours plus tard, en outre de l'ulcère décrit plus haut, on en voit un second, qui s'est développé sur la face interne de la jambe et qui, au dire de l'intéressé, serait le résultat d'une des pustules d'echthyma signalées précédemment.

Le blessé est averti qu'il ne s'agit là que d'une maladie constitutionnelle et qui n'a pas de rapport avec son prétendu accident.

OBSERVATION XXXIX.

N. J., manœuvre, 63 ans, a reçu sur le pied droit une barre de fer, qui, en tombant, le 13 juin 1892, lui a contusionné la face antérieure de la jambe.

Le 14 juin, on constate une légère contusion du pied droit et une plaie contuse de la jambe gauche avec excoriation de la peau. On continue à visiter cet homme chez lui. Il se soigne bien et se trouve placé dans des conditions hygiéniques bien supérieures à celles qu'on a l'habitude de trouver chez les ouvriers : logement aéré, literie propre. (Pansement humide à l'eau phéniquée faible, cataplasme et repos).

Le 28 juin, la plaie de la jambe, qui n'était que superficielle, il y a quelques jours à peine, tend au sphacèle : c'est maintenant une large plaque d'où s'écoule à la pression un peu de liquide sanieux. Au-dessus de cette première plaie, et un peu au-dessous du genou, se trouve une plaie plus petite, mais exactement semblable comme aspect et qui est de date récente. La peau autour de ces plaies est saine ; mais l'état général du sujet est mauvais, affaibli par l'âge et par quantité d'accidents préalables.

Le 4 juillet, les pansements antiseptiques ont été continués. Actuellement il existe trois plaques de sphacèle situées : l'une vers le tiers supérieur de la face antéro-interne du tibia gauche et de couleur entièrement noire ; les deux autres un peu plus bas sur le membre gauche également et de couleur alternativement jaune et noire. Il n'y a ni réaction circonvoisine, ni tuméfaction, ni rougeur. Le blessé se plaint de souffrir la nuit et de ne pas pouvoir dormir. Dorénavant les pansements seront faits à l'onguent styrax.

Le 11 juillet on analyse les urines et on n'y trouve pas de sucre. L'étendue, l'aspect des plaies et la juxtaposition des cicatrices circulaires et profondes, fait penser qu'une affection générale autre que le diabète, pourrait être mise en cause et l'on commence l'iodure à l'intérieur.

Le 25 juillet, la plaie de la tubérosité antérieure du tibia de la jambe gauche est presque guérie (traitement au sparadrap sans styrax). Il en est de même de la plaie la plus grande, laquelle est située plus bas sur la face antéro-interne du tibia gauche, mais certaines portions sphacélées ne sont pas encore complètement éliminées, du moins vers la limite interne et postérieure de cette plaie.

En août, les plaies ont bon aspect, mais le tissu cicatriciel qui les environne est violacé, noirâtre et semble doué de peu de vitalité. Le blessé commence à marcher un peu et passe une partie de ses journées au soleil. Son état général s'est amélioré.

L'observation s'arrête là, néanmoins cet individu a été revu, guéri complètement. Il est mort quelques mois après, mais de mort naturelle.

Chez les tuberculeux que de fois ne voit-on-pas à la suite d'une fracture de côte, d'une contusion, le blessé devenir phtisique ! Un coup léger, une chute qui chez tout individu bien portant durera cinq ou six jours, déterminera chez un tuberculeux une arthrite fongueuse et le résultat final sera l'ankylose ou la résection dans les cas les plus heureux.

S'il s'agit d'un rhumatisant, l'arthrite sera franche et pourra donner lieu à une polyarthrite de même nature.

La Compagnie d'assurances devra-t-elle payer des indemnités en rapport avec ces manifestations. Certes non.

Pour celui qui souffre, on doit le plaindre, ainsi que l'on plaint tout individu atteint de maladie, car c'est bien de maladies qu'il s'agit.

Tels sont les cas des individus cités dans les observations qui suivent.

Observation XL.

G. P., fabricant de dragées, 41 ans, s'est fait le 3 juin 1893, un effort aux parties en levant un coffret.

Pareil accident serait déjà survenu à cet individu il y a quinze ans et il se serait guéri avec de l'onguent mercuriel.

Les bourses sont le 4 juin 1893 un peu augmentées de volume. Il n'y a pas de trace de blennhorragie, pas de trace de chancre, pas d'adénite, ni à droite ni à gauche. De chaque côté, on trouve de la sensibilité du tiers inférieur de chaque testicule. L'orifice inguinal externe est sensible ; il en est de même des cordons. Enfin les deux épididymes sont augmentés de volume principalement celui de gauche, dont la queue atteint le volume d'une grosse noisette. Cette épididymite douloureuse paraît être de nature tuberculeuse, la syphilis étant écartée. (Repos au lit. Onguent mercuriel et cataplasme.)

Le 8 juin, le blessé ne se présente même pas à la visite et fait annoncer qu'il reprendra son travail le lendemain.

Observation XLI.

C. P., peintre, âgé de 52 ans, prétend être tombé d'une hauteur de 3 mètres 50 environ.

4

Le 19 mai 1892, le blessé vient réclamer des soins, deux jours après l'accident. On lui a mis, en ville, un vésicatoire et deux sangsues, au niveau du point douloureux, sur la huitième côte gauche. On ne sent pas de crépitation par le palper, mais le blessé accuse une vive douleur quand on détermine une pression même légère à la partie inférieure du sternum, à l'union de cet os et du huitième cartilage costal gauche. Les aspirations fortes arrachent des cris au blessé ; l'auscultation de la région douloureuse fait percevoir une crépitation particulière entre les lignes de l'aisselle et des mamelons. Le blessé est mal portant et tousse depuis longtemps.

Le 20 mai, on le trouve alité avec un faciès vultueux, en état fébrile prononcé ; on trouve de la bronchite généralisée et de la congestion pulmonaire très notable et l'on conclut que le traumatisme, s'il a existé (on n'en trouve aucune trace), n'a pu déterminer de la bronchite avec de la congestion si intense chez un tuberculeux. On fait comprendre à la femme de cet individu qu'il ne s'agit pas là d'un accident mais d'une maladie ancienne qui s'est subitement aggravée. Cet avertissement n'était que trop indiqué. On n'obtient aucun renseignement, ni de l'intéressé, ni de son entourage.

Quelques jours plus tard, nous apprenons la mort de cet homme et des personnes qui le connaissaient particulièrement, affirment qu'il était déjà malade depuis au moins quinze ans.

OBSERVATION XLII

R. P., ébarbeur, 23 ans, s'est blessé à la jambe gauche en tombant du haut de son camion, le 12 avril 1894.

Cet individu est tombé sur les pieds. La violence de la chute a principalement porté sur le talon gauche. Depuis cet accident, le blessé prétend ressentir une violente douleur qu'il localise au niveau d'un cal volumineux provenant d'une ancienne fracture de la partie moyenne du tibia gauche. Le point douloureux très restreint siège sur la partie externe du cal au voisinage du bord antérieur du long péronier latéral. Le blessé marche difficilement ; les mouvements d'extension du pied réveillent au niveau du point indiqué une douleur assez vive. Il n'y a pas de gonflement, ni d'ecchymose.

Sur le milieu de la partie antérieure du métacarpe correspondant, on trouve de la tuberculose de la peau, dans l'étendu d'une surface aussi grande qu'une pièce de deux francs. Près des orteils on découvre également des traces d'un anthrax récent.

Le 13 avril, un examen approfondi révèle un énorme foyer d'ostéite, situé un peu au-dessous du milieu du tibia gauche, sur une longueur de douze centimètres et une largeur de six à sept centimètres. La surface est mamelonnée. Quelques cicatrices superficielles ne sont pas adhérentes.

On ne constate pas la moindre trace d'un traumatisme récent. Le sujet est informé que ses douleurs sont imputables à sa maladie ancienne et que la Compagnie d'assurances ne peut se substituer à la Société de Secours mutuels.

Observation XLIII.

V, Ch., charbonnier, 25 ans, a fait une chute sur l'épaule gauche d'une hauteur de 1 m. 50 environ.

Le 27 décembre 1893, l'épaule est tuméfiée et rouge, sensible surtout en deux points, le premier antérieur, le deuxième postérieur à l'articulation. On peut faire exécuter au blessé tous les mouvements normaux, sans provoquer de douleurs trop vives. La tête n'est pas fléchie du côté malade et le membre du même côté n'a pas d'attitude caractéristique. (Traitement quatre ventouses scarifiées. Cataplasme. Écharpe.)

29 décembre. — Le blessé a beaucoup souffert la nuit de son épaule, principalement au niveau de l'empreinte deltoïdienne, ce qui l'a empêché de dormir. L'épaule est tuméfiée; l'étendue des mouvements est diminuée, principalement l'étendue de ceux d'abduction; il n'y a pas de sensibilité au niveau de l'articulation acromio-claviculaire; mais toute la portion antérieure du moignon de l'épaule est douloureuse à la pression. Il semble qu'une poussé de rhumatisme se soit superposée à la contusion de l'épaule.

3 janvier 1894. — Les mouvements de l'articulation scapulo-humérale sont possibles, mais entravés par la douleur, dont la localisation spéciale se trouve à deux ou trois travers de doigt au-dessous de l'apophyse coracoïde. En ce point, la pression profonde est pénible.

Si l'on cherche à apprécier comparativement le fonctionnement des muscles de l'avant-bras sur le bras, il paraît certain que la flaccidité musculaire est surtout localisée à la moitié supérieure du coraco-brachial.

10 janvier. — La douleur est moins vive mais l'impotence fonctionnelle du membre reste à peu près la même. On observe un commencement d'atrophie et du tremblement fibrilaire du deltoïde. La guérison s'obtient par des séances répétées de massage.

OBSERVATION XLIV.

V. Ch., mécanicien, 16 ans, prétend avoir reçu un coup de lime sur la jambe droite, au commencement d'avril.

13 octobre 1893. — Cet homme a continué à travailler pendant environ un mois après l'accident supposé. Quand il se présente à la Maison de Secours, on constate un ulcère situé au quart inférieur de la face antéro-interne de la jambe droite, et dont les dimensions sont de trois centimètres sur quatre centimètres. Au pourtour se trouve une zone, dans laquelle la peau est fortement épaissie sur neuf centimètres de long et huit de large. Cette zone est bordée de poils longs et noirs, surtout en avant et en dehors du membre; tout autour de la plaie on remarque des plaques d'épiderme crustacées, recouvertes d'un enduit médicamenteux. La plaie elle-même est entourée d'un bourrelet saillant, dur, calleux. Sur le bord interne de la face dorsale du pied correspondant, se trouve une cicatrice de teinte violacée, dernier vestige d'une plaie analogue actuellement guérie. La mère, qui accompagne l'intéressé, est informée que le traumatisme invoqué comme cause, doit être regardé comme étranger à la formation d'ulcère; que d'autres ulcères pourront se développer sur son fils, qu'il pourra en exister de même sur ses autres enfants; que ce sont là des manifestations de la diathèse arthritique, qu'il faut considérer ici comme héréditaire.

OBSERVATION XLV.

Le 18 octobre, D. B., 42 ans, chauffeur, prétend avoir été contusionné il y a environ trois semaines, par une brique, qui lui serait tombée sur le bras droit d'une hauteur de six mètres environ.

En examinant le bras droit par le palper, on découvre une petite tumeur de la grosseur d'un œuf de pigeon et située sur la face externe de l'humérus, au-dessous de la gouttière de torsion. Cette tumeur est dure, peu sensible ; et elle semble adhérer à l'os. Le nerf radial, dans l'aisselle et le long de son trajet, est douloureux. Le deltoïde, près de son insertion inférieure, semble légèrement empâté. La peau et les tissus immédiatement sous-jacents sont sains.

Le blessé est averti qu'il s'agit là d'une exostose, ancienne probablement, et non due au traumatisme, quoiqu'il en dise, et que le seul traitement qui convienne, est une intervention chirurgicale.

On a vu que, dans les cas précédents, il s'agissait de maladies cela est vrai ; mais il s'agissait de maladies auxquelles un accident avait donné l'essor, à tout le moins, un coup de fouet. L'accident, dans ces cas, était cause occasionnelle ; mais il convenait d'en tenir compte, car on pourrait supposer que, si les individus dont les observations précèdent, n'avaient point été blessés, peut-être n'auraient-ils pas été phtisiques, n'auraient-ils pas eu de tuberculose osseuse ou autre.

Il n'en sera plus ainsi d'ouvriers, qui, atteints de maladies chroniques, non diathésiques, voudront imputer les maladies à des traumatismes fictifs, ou non en rapport avec elles. Pour eux, tous les lumbagos, toutes les névralgies intercostales, lombo-abdominales, seront des *tours de reins*, des efforts. Et, sous des dénominations variées, on trouvera du rhumatisme, des névralgies, des manifestations arthritiques, syphilitiques ou autres.

OBSERVATION XLVI.

D. H., plafonneur, âgé de 19 ans, est tombé sur le sacrum et depuis ce temps il ressent des douleurs internes.

Le 2 mars 1894, on constate simplement un lombago sans trace de contusion, ni sur les téguments, ni sur les vêtements, dont le velours ne porte pas le moindre vestige de chute. Il n'y a certainement pas eu de traumatisme, mais seulement de la rachialgie et du lombago. Un purgatif suffit pour déterminer la guérison.

Observation XLVII.

S. J.-Bte, manœuvre, âgé de 38 ans, s'est fait mal aux reins en levant une pierre.

Le 30 mai 1894, cet individu, qui, autrefois, pendant son service militaire, a déjà eu une affection, qui a nécessité l'emploi de ventouses scarifiées, dont les cicatrices sont encore très nettes, présente en plus une sorte de lordose située un peu plus haut que la concavité lombaire normale. Il présente à l'heure actuelle un lombago manifeste avec hyperesthésie de la portion droite de la région dorso-lombaire ; c'est la conséquence de l'état antérieur. On recherche les points d'émergence des nerfs douloureux ; on les trouve anesthésiés. Un vésicatoire volant sur chacun d'eux détermine la guérison.

Observation XLVIII.

D. B., domestique, âgé de 60 ans, s'est fait un effort en portant des sacs le 22 juin 1894.

Le 23 juin 1894, les mouvements respiratoires et la toux causent au malade une douleur aiguë dans la région axillaire gauche. Il n'y a aucune trace de contusion ; mais on relève tous les signes de névralgie des nerfs intercostaux et des branches du plexus brachial. Le traitement approprié le guérit en dix jours.

Observation XLIX.

C. L., ajusteur, âgé de 27 ans, s'est tordu le bras gauche le 23 mai 1894, en sortant d'un générateur.

Le lendemain, 24 mai 1894 cet individu prétend s'être « fort contourné » la partie latérale gauche du thorax en voulant se hisser sur sa machine. Malgré l'examen le plus attentif, on ne peut constater aucune trace de contusion, ni de traumatisme quelconque, pas plus d'ailleurs que de signe de fêlure ou de fracture. Le blessé accuse de la douleur au niveau des 7e, 8e, 9e, 10e et 11e côtes du côté gauche. Les trois points de névralgie intercostale : antérieur, postérieur et latéral sont très nets ; mais il existe en outre une sensibilité un peu diffuse au niveau des côtes elles-mêmes.

Le blessé prétend n'avoir jamais été malade ; mais sa profession l'expose à de brusques refroidissements : il est très probable qu'il ne s'agit ici que de névralgie intercostale, d'autant plus que le mécanisme invoqué ne saurait produire une fracture ; ou même une fêlure de côte.

La marche rapide de la guérison en a été la preuve, autant que la nature du traitement sans aucune immobilisation.

OBSERVATION L.

D. E., menuisier, âgé de 26 ans, s'est fait mal aux reins le 7 avril 1894, en levant une pièce de bois.

On constate une névralgie sciatique du côté droit, limitée aux points fessiers et ischiatique de ce côté droit, sciatique qui semble peu ancienne, sensible modérément à la pression localisée sur chacun de ces deux points, tandis que l'irradiation douloureuse spontanée siège vers le grand trochanter correspondant. (Traitement : 6 ventouses scarifiées + salycilate de soude, 2 gr.)

La guérison rapide concorde avec la date récente du début de la maladie.

OBSERVATION LI.

M. H., teinturier, âgé de 65 ans, s'est fait mal aux reins en chargeant une pièce de toile.

Le 6 mars 1894, on reconnaît une névralgie du nerf sciatique droit. Le malade avoue avoir déjà eu de la névralgie sciatique antérieurement. Il y a des points douloureux au niveau de l'émergence du sciatique.

On fait le traitement approprié ; et on y persévère jusqu'à complète guérison.

Observation LII.

L. E., aide cimenteur, âgé de 29 ans, s'est fait mal aux reins en manœuvrant le ciment.

Le 19 octobre 1893, le malade se plaint de douleurs vives dans la région lombo-sacrée. Il y a de l'hyperesthésie au toucher, peu d'hyperesthésie à la piqûre.

Un purgatif et quelques ventouses scarifiées amènent promptement la guérison.

Observation LIV.

H. J., fondeur, âgé de 44 ans, a éprouvé un tour de reins en levant un creuset.

Le 19 juillet 1894, on constate de la rachialgie et de la névralgie intercostale de presque toute la moitié droite de la cage thoracique. On fait le traitement de la névralgie rhumatismale par 3 ventouses scarifiées et du salicylate de soude, ce qui suffit pour arriver à une guérison rapide.

Observation LV.

D. A., manœuvre, âgé de 32 ans, dit qu'il s'est fait mal aux reins en levant un fardeau.

Le 15 juin 1894, il présente de la rachialgie et de la névralgie intercostale. La sensibilité est exagérée à la pression aux points d'émergence des 5e et 6e nerfs intercostaux. L'hyperesthésie est marquée. Il y a une exagération de la sensibilité thermique. Traitement au salicylate de soude. — On fait comprendre à l'intéressé que ses douleurs sont très probablement sous la dépendance d'un séjour prolongé, qu'il a fait en Afrique et qui ne sont pas attribuables à un accident.

Observation LVI.

M. V., menuisier, âgé de 65 ans, a glissé le 7 mai 1892; et il est tombé sur le bord d'un seau en fer.

Le 17 mai, le blessé vient dix jours après l'accident, il n'est plus guère facile de constater la fracture de côte qu'il prétend avoir eue, d'autant plus qu'on lui a mis sur la région un large vésicatoire, probablement pour un foyer de congestion pulmonaire. D'ailleurs le blessé se porte bien aujourd'hui ; il ne ressent plus de douleur que dans les inspirations forcées. L'auscultation de la poitrine révèle les signes d'une bronchite chronique, quelques râles de congestion au niveau du vésicatoire. Les battements du cœur sont très accentués. On perçoit un bruit de galop. Il n'y a pas d'albumine dans les urines.

Toute distinction entre une blessure et une maladie est écartée, parce qu'il a laissé écouler les conditions de date prévues par le contrat ; et surtout parce qu'on ne trouve aucun argument chirurgical pour faire fléchir les règles administratives.

Observation LVII.

D. H., palefrenier, âgé de 23 ans, s'est foulé le pied en manœuvrant une voiture.

Le 2 novembre 1894, on constate, sur la face dorsale du pied droit, à peu près au niveau des deux dernières articulations tarso-métatarsiennes, un hygroma chronique. Il en existe un autre identique, mais moins volumineux et moins tendu, dans la région symétrique du pied opposé. L'intéressé est averti qu'il ne s'agit pas d'une entorse, ni d'aucune lésion traumatique.

Observation LVIII.

D. F., terrassier, âgé de 19 ans, a eu le bras droit pris entre deux wagons.

Le 20 juillet 1894, le malade fait un récit différent de l'attestation du patron. Il n'aurait pas eu le bras serré entre deux wagons ; mais il aurait fait un violent effort dans une mauvaise position, pour dégager un wagonnet embourbé. La douleur, qu'il a éprouvée, ne l'a pas empêché de travailler de 10 heures du matin à midi. Depuis lors, il souffre de plus en plus ; il a perdu le sommeil et l'appétit, malgré les applications de teinture d'iode et les vésicatoires, qu'il s'est mis sur l'épaule blessée. On est tenté d'interpréter les symptômes locaux par une scapulalgie tuberculeuse du côté droit. Le sujet est d'ailleurs maigre, pâle et présentant des éphélides e un air souffreteux. Il a l'air d'avoir la fièvre. Les douleurs articulaires ne sont que secondaires, elles semblent être sous la dépendance d'une affection osseuse localisée à la diaphyse humérale. A ce niveau on trouve des douleurs spontanées profondes, une tuméfaction large, une très vive sensibilité. On explique à la mère qu'il se peut que l'effort qu'a fait son fils, pour soulever un fardeau trop lourd pour lui, ait pu déterminer une entorse de l'articulation scapulo-humérale, mais que cette entorse ses manifestations se sont terminées par résolution, en laissant subsister le principal élément du processus morbide qui est une ostéo-myélo-périostite diaphysaire de forme aiguë. Il s'agit donc d'une maladie susceptible de s'aggraver mais qui n'offre pas une corrélation directe avec l'accident qui a pu exister.

La suite de l'observation a confirmé ce diagnostic : un débridement a évacué du pus sous-périostique. Il y a été donné les soins appropriés; et la guérison a été obtenue trois mois plus tard.

OBSERVATION LIX.

F. E., manœuvre, âgé de 32 ans, a eu un tour de reins en manœuvrant.

Le 2 novembre 1894, cet homme souffre beaucoup au-dessous de l'aisselle et en arrière, dans la région thoracique du côté droit. On constate tous les signes caractéristiques de névralgie intercostale, à foyers multiples. (Traitement : six ventouses scarifiées, un purgatif.)

Les jours suivants, l'amélioration ne se produisant pas et le blessé se plaignant toujours de souffrir dans le côté, et également dans la « chaîne du dos », on lui applique deux vésicatoires de 20/4 cent., un sur chacune des séries de points d'émergence des nerfs rachidiens.

Le 9 novembre, le blessé souffre toujours dans la colonne vertébrale et au point d'émergence des nerfs du côté gauche à la même hauteur, comme s'il s'agissait de névralgie symptomatique d'une myélite au début. D'ailleurs l'intéressé reconnaît que, depuis longtemps, il ne « marche pas comme tout le monde », qu'il traîne les jambes, surtout la jambe droite, qu'il a de la peine à lever. Il ne présente pas de troubles urinaires, ni de troubles du côté de la vue; mais, autrefois, au régiment, il était dans l'impossibilité de tirer à la cible. Cet homme a des sensations vertigineuses qui troublent son équilibre. Le réflexe rotulien, encore un peu perceptible au côté gauche, a complètement disparu à droite. La démarche ressemble à celle d'un paraplégique au début.

Le 16 novembre, une amélioration notable s'est enfin produite. L'ouvrier annonce qu'il essaiera de reprendre son travail; et on le perd de vue.

Observation LX.

V. F., papetier, âgé de 16 ans, dit s'être blessé en tombant contre des garants de poulies le 7 décembre 1893.

Le 21 décembre, quatorze jours après l'accident, on trouve une lymphangite du tiers moyen de la face antérieure de la jambe droite. On constate les signes d'une diathèse syphilitique et la présence d'une gomme de la face antérieure du tibia droit. (Pansement au calomel et emplâtre de Vigo.)

Le 8 janvier, la plaie bourgeonne et tend à la guérison, mais en conservant son caractère spécifique. On continue les pansements au calomel.

Le père du blessé, qui est fort mécontent de ce que l'on ne veuille pas admettre un coup reçu comme origine de cette affection, pressé de questions, finit par avouer que, lui aussi, a eu, il y a une dizaine d'années, de semblables accidents, accidents qui ont été longtemps rebelles au traitement. Sa mère à lui aurait eu également un ulcère de même nature. Il semble étonné de la rapidité de guérison de son fils.

Observation LXI.

S. D., manœuvre, âgé de 34 ans, a reçu un coup au genou gauche et à la jambe droite.

Le 5 juin 1894, on constate, au-dessous de la rotule gauche, un gros furoncle. Quant à la jambe droite on remarque des croûtes volumineuses, résultats d'une ancienne éruption, dont les vésico-pustules sont desséchés. C'est le reste évident d'une maladie de peau, dont il est difficile à l'heure actuelle de préciser la nature. Quelques croûtes sont également remarquées au genou gauche.

Observation LXII.

M. E., manœuvre, âgé de 34 ans, a fait une chute dans un trou de manivelle de machine à vapeur.

Il vient à la Maison de secours le 8 décembre 1893, deux jours après l'accident. On constate une plaie contuse superficielle du milieu de la face antéro-interne de la jambe gauche, avec angioleucite secondaire au pourtour de la plaie et polyadénite inguinale du côté correspondant. (Pansement au sparadrap à la glu.)

Les jours suivants on constate un peu d'amélioration de l'angioleucite. L'adénite inguinale diminue également; mais il reste une plaie sur toute la surface occupée par le pansement, soit dix centimètres de longueur sur sept de large. Cette plaie présente un aspect eczémateux; de plus le blessé se plaint de démangeaisons par tout le corps. On reconnaît l'existence d'un eczéma aigu confluent, localisé à toute la surface recouverte par l'emplâtre médicamenteux. (Pansements quotidiens à la vaseline boriquée et purgatifs répétés.)

La guérison est obtenue quelques jours plus tard.

C'est dans ces cas particuliers, que souvent il est difficile de faire entendre raison à l'ouvrier. Car il est, le plus souvent et à bon escient, récalcitrant aux explications qu'on lui fournit.

Il est trop intéressé à la controverse, non seulement par l'appât d'une indemnité provenant d'une Compagnie financière, qui est un anonyme; mais encore et surtout parce qu'il ne se résigne pas à subir un démenti devant son patron, son contre-maître, ses compagnons de travail et même devant tout son entourage

« Entre cet intérêt personnel d'un ouvrier d'une part et l'intérêt financier d'une compagnie d'autre part, le chirurgien n'a pas à prendre parti. — Sa fonction se borne à rendre un témoignage conforme à la vérité. » (Guermonprez.)

CHAPITRE III.

DE LA SIMULATION DES SUITES ET DES CONSÉQUENCES DE LA BLESSURE.

L'état de blessé, comprend trois stades : l'accident initial, la blessure, ses conséquences.

Nous avons passé en revue les divers moyens, dont se servent les simulateurs, lorsque la fraude porte sur le premier et le deuxième de ces états morbides ; Il nous reste à examiner dans ce chapitre la simulation des conséquences et des suites de la blessure.

Lorsqu'un ouvrier simule, c'est pour s'assurer le bénéfice des conséquences de la maladie pour laquelle il trompe. Là est donc l'important.

Si quelques-uns n'ont d'autre but que d'obtenir des soins gratuits, ou d'autres des secours durant leur incapacité de travail, la plupart supputent d'avance les indemnités qu'on leur allouera ; et, pour les avoir plus fortes, se disent incapables de travailler, certainement estropiés ; et tel, qui annonçait hautement ne pouvoir même marcher, lorsqu'il a touché ses indemnités, jette loin de lui sa béquille et reprend dès le lendemain ses anciennes occupations, comme X., dont l'observation citée plus loin a été empruntée à la thèse de notre confrère et ami le docteur Léonce Vienne. On assiste ainsi désarmé à une tromperie audacieuse. Que faire ? Les tribunaux jugent en dernier ressort. Nous aurons à nous expliquer plus loin sur ce que nous trouvons de défectueux dans l'organisation actuelle et sur les moyens que nous croyons propres à y remédier. Nous sommes obligé de faire une distinction entre les suites et les conséquences de la blessure, les unes immédiates, les autres lointaines.

Quelques simulateurs compromettent à dessein leur guérison en la retardant le plus possible. A la Maison de Secours on voit rarement de ces catégories-là. L'obligation, dans laquelle se trouvent les blessés, de venir tous les jours à pied ou par la voiture d'ambulance recevoir les soins qui leur sont nécessaires à la Maison même, la défense formelle, qui leur est faite sous peine d'exclusion, de faire d'autre traitement que celui indiqué, de défaire l'appareil ou le pansement, les placent dans l'impossibilité absolue de recourir à ces sortes de fraudes.

Ce qui est peu possible à la Maison de Secours s'exerçait avant qu'elle ne fût créée ; et elle s'exerce encore souvent ailleurs. Des ouvriers ne suivent pas le traitement indiqué, font au contraire des remèdes de commères, mettent sur leurs plaies des herbes ou autres substances nocives, les uns pour avancer, d'autres pour retarder la guérison.

Beaucoup ne gardent pas le repos. Que de fois passant devant le domicile d'ouvriers blessés, et entrant par hasard, n'avons-nous pas trouvé se promenant, marchant ou se tenant tout au moins assis, des individus condamnés au repos absolu au lit.

Aussi qu'arrive-t-il ? C'est que des affections qui semblaient bénignes, s'éternisent, n'ont aucune tendance à la guérison, deviennent chroniques, et quelquefois finissent par compromettre l'intégrité fonctionnelle d'un membre. Une articulation menace-t-elle de s'ankyloser, un membre de s'atrophier ? la plus grande partie du traitement sera l'exercice, les mouvements volontaires et surtout ceux de la vie habituelle. Un membre qui a été gravement blessé ne redevient utile qu'à une condition, c'est qu'on lui fasse une sorte d'éducation nouvelle.

De même les convalescents qui ne savent plus marcher, ont besoin d'exercice. Bien plus encore, lorsque d'un membre on a été obligé de retrancher des parties malades, quand une main, par exemple, a subi l'amputation d'un ou plusieurs doigts, c'est dans ce cas que l'ouvrier doit s'exercer, doit apprendre à ce qu'il lui reste de doigts à suppléer aux absents, patiemment, mais d'une façon continue, comme on apprend à marcher aux petits enfants. Si cet ouvrier est consciencieux, on assiste à une sorte de résurrection de la fonction, si bien que l'on pourrait dire que l'organe seul est amoindri, mais que la fonction reste.

Combien en avons-nous vu de blessés, à qui des engrenages, des cardes de métiers, entraînait un, deux ou trois doigts ! M. le Prof. Guermonprez leur pratiquait l'amputation dans la continuité des métacarpiens, opération qu'il a, pour ainsi dire inventée, et dont il a si bien su mettre en lumière la technique opératoire et les avantages. Au bout d'un temps variable, ces ouvriers pouvaient aisément gagner leur vie, sans fatigue et sans gêne ! Quelques-uns même reprenaient leur ancien métier ! Ceux-là étaient de bons ouvriers.

Mais, à côté de cela, d'autres, avec les mêmes lésions ou des lésions moindres, finissent par devenir complètement estropiés, parce que, systématiquement, ils ne veulent pas aider le chirurgien, qui, lui, ne peut tout faire. Leur commande-t-on des mouvements, l'exercice musculaire, quelques frictions sèches à la flanelle pour exciter leurs muscles endormis, ils restent dans une apathique indifférence, qui est un système de résistance ? Oh ! nous savons bien qu'ils protestent énergiquement de leur bonne volonté ; mais cette dernière s'arrête aux paroles. Ceux-là sont des simulateurs.

Que dire alors de ceux, qui, se disant estropiés, incapables d'une occupation quelconque, sont surpris en flagrant-délit de mensonge, sont trouvés par hasard se livrant à leurs *occupations* habituelles, alors qu'ils touchent une indemnité, qu'on les paie pour ne rien faire ?

Tel est L., qui ne pouvait être charpentier, et qui trouvait tout naturel de se faire menuisier ! Charpente et menuiserie ne sont-elles pas les cousines germaines, sinon les deux sœurs ?

Tel également est V., un patron lui, qui avait une prétention de rester estropié après une fracture de l'avant-bras et qui martelait ferme, avec son appareil plâtré !

Voilà certes des simulateurs.

Eux s'adressent aux suites immédiates de leur blessure.

D'autres au contraire, et plus nombreux ceux-là, font porter leur supercherie sur les conséquences vraies ou possibles de ces mêmes blessures devenues anciennes.

Observation LXIII.

L. A., charpentier, âgé de 20 ans, est tombé du deuxième au premier étage, le 7 juin 1892.

Cet homme est visité un quart d'heure après que l'accident est arrivé. On le trouve dans un état comateux et ne pouvant répondre aux questions qui lui sont posées. La chute s'est effectuée sur le crâne; néanmoins, on ne constate aucune plaie. Un peu de sang s'écoule par le nez; on ne constate aucune trace de fracture de membre mais l'état du blessé est assez grave pour qu'on le transporte immédiatement à l'hôpital Sainte-Eugénie, dans la voiture d'ambulance. L'état comateux persiste toute la journée.

Le lendemain, un examen minutieux ne permet pas de constater une fracture de la base du crâne, mais peut-être une fracture de l'apophyse zygomatique ou du corps de l'os molaire du côté droit.

Quelques jours plus tard, un abondant épanchement de sang rétrooculaire apparaît du même côté.

Le blessé sort de l'hôpital dix jours après, ne se plaignant plus que de violentes douleurs de tête et d'une diplopie déterminée par son hématome. L'œil droit est projeté en avant et dévié sur le côté externe, au point de le gêner, même dans la marche. Le blessé se plaint aussi d'une douleur dans le côté gauche de la poitrine; l'auscultation fait découvrir un petit foyer de râles crépitants, qui disparaît rapidement par l'application d'un vésicatoire. La toux qui était assez fréquente diminue également; il en est de même de la diplopie.

Le 8 juillet, les douleurs de tête, qui avaient persisté jusqu'alors, cessent; la déviation de l'œil droit diminue; mais il y a encore un peu de parésie de la face, principalement dans l'action de siffler ou de grimacer ; il y a aussi de la diminution de perception de froid et de chaud. Peut-être y a-t-il également un peu d'hyperesthésie à la piqûre, mais elle est douteuse.

M. le docteur Alf. Dujardin, constate que l'acuité visuelle diminue de plus en plus d'importance. L'état du blessé va progressivement en s'améliorant ; et l'on était peu renseigné sur les faits et gestes de l'intéressé, lorsque, le 22 juillet, une déclaration écrite d'un voisin vient apprendre que cet individu, qui se disait incapable de la moindre occupation, n'a cessé de travailler depuis sa sortie de l'hôpital. Une personne, envoyée par l'Administration, pour s'assurer de la véracité des faits allégués par cette déclaration signée de plusieurs témoins, trouve, en effet, le charpentier L. A. s'occupant de travaux de menuiserie. Une dernière visite a lieu à la Maison de secours, le 27 juillet ; et l'on constate que le blessé est complètement rétabli, la déviation de l'œil n'existe plus.

L'administration, pour éviter encore un procès, traite à forfait avec lui pour une somme de cent francs.

L'indemnité, voilà le but réel des convoitises des simulateurs. C'est vers elle que tendent tous leurs efforts. Lorsque le blessé est guéri, il lui faut reprendre son travail. C'est le vrai moment critique. Souvent, on pourrait presque dire toujours, le simulateur est doublé d'un paresseux, aussi cherche-t-il à reculer le plus longtemps possible cette date de la reprise du travail. Il le fait d'autant plus, que, souvent trop, le patron, par générosité et par bonté d'âme, surtout si le blessé est depuis longtemps dans sa maison, lui alloue une demi-solde, l'autre moitié lui étant accordée par la Compagnie d'assurances.

Bien plus, on rencontre des blessés, qui font partie de plusieurs sociétés de secours mutuels et touchent de chacune une somme ; et il arrive que le total de ces indemnités est parfois plus élevé que ce qu'ils gagnent quand ils travaillent ! Tel est le cas cité par le docteur Léonce Vienne (Thèse de Paris, 1892) d'un ouvrier, qui gagnait 3 fr. par jour quand il travaillait, et 5 fr. 25 quand il était blessé !

On comprend que des ouvriers, placés dans des conditions pareilles, fassent leur possible pour bénéficier le plus longtemps d'un pareil état, qui leur permet de vivre sans rien faire, d'autant qu'ils sont susceptibles de se livrer à de petites occupations intéressées, qui leur rapportent quelque rétribution.

Les individus, qui auront un enfant blessé dans les conditions ci-dessus et qui se serviront de lui pour faire des courses, pour les aider, feront tout leur possible pour que l'enfant ne reprenne plus son travail. Trouvant en lui un double bénéfice : l'argent qu'ils touchent comme s'il travaillait, et un aide non onéreux.

Tels étaient les parents du jeune D. C., peigneur, âgé de 16 ans, qui, à la suite d'un coup de carde à la main eut deux doigts amputés le 15 avril 1893. — Le 7 juin, la guérison était complète, sauf un petit bourgeon charnu encore un peu tendre. Le 10 juin tout était complètement terminé. On annonce au jeune homme qu'il pourra reprendre son travail le 18, c'est-à-dire une semaine après guérison complète. Malgré les exhortations, le petit blessé refuse énergiquement, prétendant toujours ressentir de la douleur. Il revient avec ses parents, et on voit percer leur dépit de ce que l'on n'ait pas enlevé les deux doigts annulaire et auriculaire restants, ainsi qu'on voulait le faire à l'hôpital où on lui avait fait le premier pansement !

Voilà donc des individus, qui manifestaient hautement le regret de voir que leur enfant n'était pas estropié davantage !

Or, dans ces deux doigts, l'extension peut se faire complètement ; seule la flexion n'est pas tout à fait complète.

Par suite d'une enquête, habilement faite par l'administration de la Maison de secours, nous apprenons que ce jeune homme touchait une demi-solde de son patron, que ses parents étaient fabricants de petit bois, et que, depuis longtemps déjà, il travaillait autant que ses parents. Nous avons alors compris pourquoi ceux-ci regrettaient aussi amèrement qu'il fût en état de reprendre son travail.

Il en est d'autres, qui s'attachent plus spécialement à faire croire qu'ils sont incapables d'un travail quelconque et qui réclament dès lors des indemnités très élevées.

L'ouvrier D. G., tâchait non seulement de tirer parti de sa situation ; mais encore cette situation de blessé, il l'avait créé lui-même de toute pièce.

Une première tentative faite le 30 juin 1892 n'avait pas abouti.

OBSERVATION LXIV.

D... G..., est atteint d'une entorse du pied droit.

Une première fois, cet homme vient à la Maison de secours le 30 juin 1892, prétendant s'être foulé le pied en faisant un faux pas.

Nous ne trouvons que peu de gonflement. Le méplat sous-malléolaire est à peine effacé. Par la palpation, nous déterminons une douleur très vive au niveau du ligament latéral externe de l'articulation péronéo-calcanéen. Les mouvements, principalement ceux de rotation, sont pénibles et arrachent au malade des plaintes qui paraissent exagérées. Il est prêt à défaillir, ce qui paraît d'autant plus inexplicable qu'il est venu à pied jusqu'à la maison de secours.

Ce blessé a repris immédiatement son service et n'est pas venu se faire soigner à la Maison de secours, ainsi qu'il lui avait été prescrit.

Ce même ouvrier revient à la Maison de secours le 27 juillet suivant, amené par la voiture d'ambulance ; et voici ce que l'on nous raconte :

Il aurait fait une chute d'une hauteur de 2ᵐ avec une échelle, qui se serait brisée dans la chute et sur laquelle il serait tombé à califourchon.

Ce blessé se prête mal à l'examen et répond souvent à côté des questions.

Il paraît souffrir beaucoup vers le côté gauche du scrotum et à la hanche correspondante. A l'exploration de cette région et de celles voisinantes, on est frappé par une hyperesthésie très variable comme intensité : elle est tantôt très intense, tantôt minime, principalement lorsque l'attention du sujet est détournée.

Il existe de la contracture dès que l'on essaie de communiquer au membre inférieur gauche des mouvements d'extension, de flexion, d'adduction ou d'abduction. Si les efforts deviennent plus considérables, le sujet s'agite dans des mouvements épileptoïdes.

On ne constate aucune lésion squelettique de l'os coxal, ni du fémur, ni du sacrum, ni des vertèbres dorsales et lombaires.

Le malade dit n'avoir pas uriné depuis l'accident. A la percussion, on constate de la submatité, mais pas le globe vésical. L'examen du périnée ne révèle aucune lésion appréciable. On est ainsi arrivé à admettre, comme probable, une lésion médullaire sans lésion vertébrale. Il est impossible d'obtenir quelques renseignements complémentaires. Le blessé parle le flamand et s'exprime avec une telle difficulté, que l'on renonce à en tirer quelque chose.

On place sur les régions voisines de la colonne vertébrale, sept ventouses scarifiées. Il se produit à la suite de cette application une amélioration sensible dans les mouvements de rotation du tronc et dans ceux de flexion du membre inférieur gauche.

Pendant cette exploration et ce traitement il survient une demi-érection qui ne fait que confirmer le diagnostic d'hyperexcitabilité de la moelle. On place à nouveau six ventouses scarifiées, lesquelles déterminent un soulagement, dont le blessé s'empresse de témoigner spontanément.

Le lendemain, 28 juillet, le blessé est amené à la Maison de secours par la voiture d'ambulance, couché dans la grande gouttière de Bonnet transportable. Bien qu'il dit souffrir presqu'autant que la veille, nous constatons néanmoins une amélioration sensible. Il a pu spontanément uriner la veille au soir, 27 juillet, 1/4 de litre environ; mais il prétend avoir éprouvé de violentes douleurs au niveau du col de la vessie. Il n'a pas été à la selle depuis son accident : on lui administre une pilule purgative (coloquinte), mais après plusieurs tentatives, car il est subitement pris d'envie de vomir et la pilule n'est avalée qu'au prix des plus grandes difficultés. La verge est encore en demi-érection. Les contractures lombaires ont notablement diminué ; mais l'hyperesthésie paraît totale ; et les plaintes du blessé sont constantes et de nature peut-être à induire en erreur. Cette hyperexcitabilité est beaucoup plus intense au côté gauche et à la face postérieure du tronc.

29 juillet. — Un examen prolongé et minutieux fait que nous sommes étonnés de voir des phénomènes de contracture exister, non seulement dans les membres du côté dont se plaint le blessé,

mais encore dans ceux de l'autre côté. De plus, l'érection, qui se produit lors de chaque examen, peut être déterminée par le simple attouchement de la région scrotale gauche et même droite. Nous sommes également étonnés de trouver dans le malade une sorte d'opposition systématique à tout genre d'exploration quelque doux qu'il puisse être. Une consultation de tous les médecins de la Maison de secours ayant examiné ce blessé, donne le résultat suivant: L'épanchement médullaire est écarté de prime abord, les phénomènes observés ne correspondant pas rigoureusement à ce genre de lésions. Les 25 ventouses scarifiées qui furent placées auraient dû amener une amélioration notable s'il y avait eu un épanchement sanguin. Il n'en a rien été.

Quant à la part du traumatisme, on doute même de son existence, puisque l'examen le plus attentif n'a jamais pu nous révéler quelque trace de contusion. Ce traumatisme n'a agi que sur un individu foncièrement hystéro-épileptique depuis longtemps déjà, puisque le 30 juin il se présentait déjà à nous avec une légère entorse, et manquait de prendre une crise pour un examen insignifiant comme douleur et puisqu'il reprenait le lendemain son travail.

A quelques jours de là, on apprend qu'il lui arrive fréquemment de circuler dans son quartier avec une simple béquille, alors qu'à la Maison de secours tout mouvement lui arrache des plaintes déchirantes. Bien plus, il lui est arrivé d'entrer dans un estaminet; et, après quelques libations, de partir oubliant sa béquille et de revenir la chercher que quelque temps après, ce qui ne l'empêche pas de dire qu'il a mal partout et qu'il est estropié pour le reste de ses jours !

Son patron, interrogé, déclare qu'aucun ouvrier n'a été témoin de l'accident, mais que, s'il est tombé à l'endroit qu'il indique, il n'aurait pu faire une chute que de 0^{m}50 de hauteur.

Tout ceci considéré, le Conseil médical de la Maison de secours avertit le blessé qu'il est atteint d'hystéro-épilepsie, ce qui constitue une maladie et non une blessure.

Cet individu avait donc inventé de toute pièce son histoire.

Il n'en est pas ainsi du menuisier L... — Cet homme, ainsi que le prouvent les attestations reçues après coup, avait depuis longtemps une malformation, avec laquelle il accomplissait ses occupations habituelles.

Ce n'est qu'à la suite d'un accident, qu'il s'ingénie à tirer parti de cette difformité, en la mettant sur le compte du traumatisme. Le litige, soulevé par lui, s'est terminé sur les bases d'un certificat émané du Conseil médical de la Maison de secours.

Les soussignés :

Docteur Follet, professeur de clinique chirurgicale à l'hôpital Saint-Sauveur ;

Docteur Guermonprez, membre correspondant de la Société de Chirurgie de Paris ;

Docteur Baudry, professeur de pathologie chirurgicale à la Faculté de Médecine de Lille,

déclarent avoir examiné, aux dates des 5 mars et 13 avril 1894, le sieur L...., Edmond, charpentier, demeurant à Lambersart, et avoir constaté ce qui suit :

1° L'accident du 18 septembre 1893 a réveillé l'ostéo-arthrite vertébrale ancienne du sujet ;

2° En faisant la part de l'accident, et aussi celle de l'état pathologique préexistant, nous assimilons son état à ceux prévus pour le contrat d'assurances en cas d'infirmité du 3° degré et des conditions particulières dudit contrat.

Voici un autre exemple typique, que nous empruntons au *Mercredi médical* du 8 novembre 1893 :

Au *Club médical de Vienne*, séance du 25 octobre 1893, M. Schlesinger a présenté un malade intéressant au point de vue de la simulation parfaite de la névrose traumatique.

Le malade en question, un homme de 52 ans, arriva à la clinique après un accident de chemin de fer, avec tous les signes de la névrose traumatique. Ce qu'il y avait de particulièrement intéressant chez lui, c'était la marche. Le malade disait ne pouvoir plus marcher comme tout le monde. En effet, quand on lui disait de marcher, il faisait d'abord dix à quinze pas en jetant ses jambes latéralement ; puis survenait un moment où le malade, au lieu d'avancer, reculait en entrecroisant les jambes à chaque pas. Ce n'est qu'après une observation rigoureuse du malade, qu'on arriva à découvrir la supercherie au bout d'un certain temps. (*Le Mercredi médical*, 8 novembre 1893, p. 547).

DEUXIÈME PARTIE.

Voici terminée la première partie de notre ouvrage. Nous l'avons employée, toute entière, à traiter de la simulation, telle qu'elle s'exerce dans les grands centres industriels. Nous l'avons vu porter tantôt sur l'accident, tantôt sur la blessure, tantôt enfin sur les conséquences de cette dernière. Nous croyons avoir suffisamment démontré la plaie. S'arrêter là serait faire une œuvre incomplète. Il nous reste à montrer quels remèdes, selon nous, on pourrait apporter à cet état de choses, mais pour cela, nous serons obligé d'entrer dans quelques détails, au sujet des lois qui régissent actuellement les rapports des ouvriers avec les patrons, avec les Compagnies d'assurances. Nous montrerons ce qui nous semble être des inconvénients et des lacunes. Enfin nous exposerons ce qui à notre sens paraîtrait préférable.

Nous nous étendrons aussi quelque peu sur le rôle des médecins experts, sur leur situation vis-à-vis des tribunaux, des ouvriers et des Compagnies d'assurances. Mais, avant d'aborder la partie de notre travail qui a plus spécialement trait à la jurisprudence, nous devons signaler le nombre toujours croissant des blessures industrielles, et consacrer quelques lignes, à ce qui nous semble le plus faire partie du cortège des causes premières des blessures industrielles en général, et des blessures simulées en particulier : l'alcoolisme et la déchéance organique.

D'après une statistique, dressée par M. E. Batteur, Ingénieur civil, directeur de la Maison de secours, pour l'arrondissement de Lille et portant sur une période de huit années de 1884 à 1892, nous voyons les accidents atteindre une proportion de 158,20 pour dix mille ouvriers employés pendant un an. Parmi les diverses industries, quelques-unes sont plus particulièrement meurtrières, telles sont les transports et terrassements et la maçonnerie.

Si la plupart de ces accidents incombent à l'industrie elle-même, il en cite, qui ne lui sont imputables qu'indirectement. La blessure est bien le fait du travail, mais il est des causes premières éloignées auxquelles on devrait parfois remonter. Dans ces cas-là le premier coupable c'est trop souvent le blessé.

Il faut se hâter de dire que personnellement il n'en est souvent pas responsable, pas plus que nous ne sommes responsables des diathèses qui viennent nous assaillir.

Les blessures simulées comptent pour une proportion qu'il serait intéressant de préciser ; mais les statisticiens n'ont pas de motif de rechercher laborieusement ce chiffre. — Nous l'avons obtenu pour une période de cinq ans, et pour Lille seulement. La moyenne des blessures simulées a été, dans ces limites, de 0,02 pour 100.

Cette moyenne n'est pas la même dans toutes les villes, parce que la surveillance et l'étude approfondie des cas douteux se trouvent entièrement entre les mains de personnes, dont le zèle et le travail sont là ce qu'ils sont partout.'..........

Les chiffres sont administrativement obscurcis, parce qu'ils sont perdus dans une masse, où se confondent les blessures simulées d'une part, les blessures légères d'autre part ; (ces dernières se rapportent aux accidents, qui déterminent une incapacité de travail de moins de trois jours). — La masse, ainsi comprise, donne, pour une période de cinq ans : 15,43% à Lille ; 10 % à Roubaix ; 4,40 % à Armentières ; et seulement 2,50 % à Tourcoing. — Ces chiffres sont en raison inverse de ceux des lumbagos, efforts, contre-coups, etc.

CHAPITRE Ier.

DE L'ALCOOLISME. — DE LA DÉCHÉANCE ORGANIQUE COMME CAUSE PRIMORDIALE DES BLESSURES INDUSTRIELLES.

Les progrès croissants de l'alcoolisme, qui tendent à faire de notre race une race de dégénérés, de concert en cela avec l'hérédité de certaines prédispositions morbides, telles que la scrofule et la syphilis, font surtout sentir leur influence néfaste sur les populations ouvrières des grands centres industriels.

La quantité de boissons alcooliques absorbées, et surtout leur mauvaise qualité, conduisent peu à peu ceux qui s'y adonnent à un état de décrépitude morale, autant que physique; et cela est à un point tel, que l'on peut presque affirmer, sans trop craindre de s'avancer, que, dans certains milieux, presque tous les ouvriers sont alcooliques à un degré plus ou moins avancé : ceci est particulièrement vrai dans le département du Nord. Ceux qui circulent le lundi dans les rues de villes ouvrières, comme Lille, Roubaix, Tourcoing, etc , etc. peuvent dire combien de cas d'éthylisme aigu ils ont rencontrés sur leur passage. Combien y a-t-il, en plus de ceux-là, de cas d'éthylisme chronique, qui ne se révèlent pas à première vue ?

Si encore cela se bornait au sexe masculin ? mais, il est triste de le dire, les femmes dans certains centres, s'adonnent autant que les hommes aux boissons spiritueuses. Dans le ménage, on fait un abus parfois immodéré de café. Cette lente intoxication caféique, loin de corriger l'intoxication alcoolique, ne fait que se joindre à elle.

Voici donc des individus, qui, en admettant même qu'ils

n'aient pas de tares héréditaires, ni de morbidités organiques, n'en sont pas moins des dégénérés. Leur résistance vitale en est amoindrie. Que sera-ce si leur profession les oblige à séjourner dans des endroits malsains, à se livrer à des occupations meurtrières, à absorber des poussières, des germes, à être intoxiqués par le plomb, certains autres produits d'un maniement dangereux ? Les maladies, venant s'abattre sur eux, trouvent un terrain tout préparé, d'autant mieux, qu'en dehors de l'atelier, ils ne trouvent, ni hygiène, ni confortable. Les affections, mêmes bénignes, prennent des allures atoniques, s'installent comme certains parasites, et ne tendent jamais à la guérison spontanée. La constitution de ces gens-là est en état d'équilibre instable, en imminence de faillite.

Poursuivons plus loin cette étude. Comprend-t-on quel pourra être l'enfant produit d'un père et d'une mère placés dans cet état de déchéance physique et morale ? Malingre, étiolé, voué dès son jeune âge au rachitisme, à l'athrepsie, il grandit tant bien que mal, en côtoyant toutes les maladies. A son tour à peine formé, n'ayant souvent de bien acquis que des vices précoces, il s'en va à la fabrique, où ses jeunes poumons, avides d'air, ne respirent que miasmes et poussières !

Ces maladies n'entravent pas chez les femmes la fécondité : ce n'est pas un enfant qu'elles ont ; c'est en moyenne cinq, six, jusqu'à douze, plus peut-être, en moyenne quatre.

On peut bien admettre qu'il n'en soit pas rigoureusement ainsi dans toute la France, mais nous n'hésitons pas à prétendre que ce tableau est malheureusement la peinture exacte de ce qui se passe dans toutes les régions, où il y a d'importantes agglomérations ouvrières. C'est en particulier ce que nous avons observé dans la région du Nord. Il est vrai que le département du Nord se trouve placé en tête pour la consommation de l'alcool.

On conçoit de prime abord quel sera le rôle désastreux des manifestations alcooliques à l'état aigu sur des individus dont les occupations exigent de la force, de l'adresse, ou de la précision et de l'équilibre. Nous ne citons que les rattacheurs dans les filatures, les employés aux scies circulaires par exemple, les couvreurs, les manœuvres de maçons.

Il serait puéril de vouloir démontrer à quels dangers s'exposent ceux qui, atteints d'ivresse, se livrent à ces occupations là. L'ivresse malheureusement, chez beaucoup, est périodique et hebdomadaire, quand elle n'est pas systématique.

L'éthylisme chronique, quoique souvent moins apparent dans ses manifestations, n'est pas moins dangereux. Déterminant à la longue des troubles nutritifs, des lésions des divers organes, une diminution de la force musculaire, un affaiblissement général, un tremblement prononcé, il place l'organisme entier de celui qui en est atteint, dans un degré de déchéance, qui le rend moins apte à ses travaux habituels.

L'ouvrier qui en sera arrivé à cette période, sentant ses jambes fléchir, son outil lui échapper, renoncera-t-il à ses occupations ? Non certainement ! Si d'ailleurs le patron veut le remplacer, il protestera avec la dernière énergie.

Voici donc un individu, qui sera en état de réceptivité accidentelle, si l'on peut dire ainsi, — comme il se trouve en état de réceptivité morbide.

Nous savons que l'état d'ivresse constaté, peut enlever au blessé le bienfait de l'indemnité à laquelle il a normalement droit. Mais, si l'éthylisme aigu est facile à remarquer en temps ordinaire, il n'en est pas de même après un traumatisme.

L'entourage se garde bien de donner des renseignements ; généralement on fait l'éloge du blessé, qui était d'une sobriété exemplaire, qui ne buvait jamais : c'était un père de famille qui restait chez lui quand les autres allaient au cabaret. Voilà ce que l'on nous dit souvent ; voilà ce que l'on nous disait un jour, qu'étant de garde aux hôpitaux du Havre, on nous amenait un blessé. Cet homme était placé sur une charrette à bras ; il était dans le coma, avait une respiration stertoreuse. En vain nous demandons quelques éclaircissements ; on nous répondait toujours qu'il était d'une sobriété exemplaire ! Nous annoncions à ceux qui l'avaient amené que son état étant grave, il importait de lui donner des soins énergiques, d'où dépendaient son rétablissement, et qu'il était de la dernière importance de savoir s'il ne s'agissait pas d'ivresse. Ceci se passait pendant le transport de l'individu dans les salles.

Perché sur sa charrette, il ne nous était pas accessible. Enfin l'un des ouvriers qui étaient là, plus intelligent que les autres, nous prit à part et nous confia — en grand secret — que cet homme aussi sobre, avait bu à un fût de rhum d'origine, sur le quai de débarquement où ils travaillent. Tous en avaient fait autant, après quoi ils avaient rétabli la plénitude du fût avec un peu d'eau.

Nous demandâmes alors quelle quantité de rhum le malade avait pu absorber. Elle fut évaluée à un « bon litre » ! Nous étions renseignés, ce qui n'empêcha malheureusement pas notre ivrogne de mourir dans la journée, sans d'ailleurs reprendre connaissance, bien qu'on ait épuisé sur lui toute la thérapeutique usitée en pareil cas.

Cela nous apprit à nous défier des hommes trop sobres... et des rhums d'origine !

Nous pouvons donc dire qu'il faut peu compter sur les renseignements fournis par l'entourage. Ce sont généralement des compagnons qui ne se livrent pas entre eux.

Peut-on se fier, pour affirmer l'ivresse sur quelques émanations d'aldéhyde ? Non. Les personnes qui ont donné les premiers soins, ont pu donner un peu d'alcool au blessé pour le ranimer.

Lui-même a pu boire « un petit verre » avant son accident : il n'en faut pas davantage parfois pour donner au blessé une haleine aldéhydique.

S'il est dans le coma, cet état est-il dû à l'alcool comme dans le cas que nous citons plus haut ; ou bien au schock, comme dans une autre observation......

Alors même que l'état d'ivresse est manifeste, on hésite encore sur la valeur à lui attribuer, troublé que l'on est par la crainte de priver un innocent de l'indemnité à laquelle il a droit.

S'il n'est pas facile d'apprécier, ainsi qu'il convient, la part qui, dans un traumatisme, revient à l'éthylisme aigu, il est bien plus difficile de s'en rendre compte quand il s'agit de l'éthylisme chronique.

Que ne doit-on pas dire alors au sujet de la déchéance organique, qu'il s'agisse de diathèses, de prédispositions morbides, héréditaires ou acquises, de tares anciennes ou nouvelles? Comment reconnaître ce qui est le fait du traumatisme lui-même, et ce qui doit être imputé à l'organisme? On comprend aisément que tel ouvrier, qui a eu une ancienne fracture de jambe à cal vicieux, une entorse avec ankylose consécutive, un ulcère de jambe, une gomme, est plus maladroit dans les mouvements de ce membre. De même les rachitiques, ceux qui présentent une malformation squelettique quelconque, sont plus malhabiles en leurs mouvements.

C'est ce qui fait que l'on voit des ouvriers, qui sont beaucoup plus facilement blessés que les autres.

Les deux observations suivantes corroborent ce que nous avançons.

Observation LXVI.

D. E., manœuvre, âgé de 50 ans, a reçu un coup dans les reins.

Le 15 avril 1894, il n'y a pas de trace de contusion : mais cet individu possède une cyphose dorso-lombaire très marquée et bien suffisante pour expliquer des douleurs de cause rachidienne.

L'intéressé avoue qu'il a eu souvent « des petits maux de reins » mais qui n'ont pas été jusqu'à l'empêcher de travailler.

Observation LXVII.

Une varouleuse, âgée de 16 ans, a fait un faux pas en circulant dans la fabrique le 1ᵉʳ Mars 1894.

Le lendemain, le membre inférieur droit est entièrement déformé par le rachitisme : il existe une sorte de génu-valgum. Cependant ce n'est pas un génu-valgum ordinaire. La déviation siège au niveau du quart supérieur du tibia. L'axe de la cuisse tombe à treize centimètres en dedans de l'axe du pied. Il y a, en outre, une hydarthrose récente du genou droit. La blessée reprend son travail le 6 mars.

Beaucoup d'entre ces gens connaissent leurs tares. Ils se rendent compte de leur inaptitude à remplir, comme autrefois, leurs fonctions ; ils se rendent compte de la diminution de leur force physique ; aussi, qu'il leur survienne un accident, ils feront tout ce qu'ils pourront pour profiter le plus possible de cet état de blessé, auquel ils sont presque fatalement voués.

Mais, nous dira-t-on, que faire ? Comment remédier à cet état de choses ? — Sans vouloir pénétrer dans des questions économiques et sociales qui ne sont pas de notre ressort, — nous croyons que la solution vraie est dans l'hygiène des ouvriers et dans la suppression de l'alcoolisme.

Des commissions d'hygiène et de salubrité existent dans toutes les grandes villes.

Elles ne fonctionnent pas suffisamment en général, ou bien elles fonctionnent encore trop mal. C'est un tort. L'hygiène dans le foyer, dans la maison, comme dans les usines et les ateliers, est d'une rigoureuse nécessité. Il y a beaucoup à faire dans cet ordre d'idées.

La suppression de l'alcoolisme, cela semble une utopie ; et cependant cela est réalisable. Et, par alcoolisme, nous ne voulons pas entendre l'usage de l'alcool ; nous n'envisageons que l'abus. L'alcoolisme, pour nous, n'est pas que l'intoxication due à l'alcool, mais encore et surtout cet empoisonnement, cent fois plus dangereux, que déterminent les substances chimiques, les produits empyreumatiques, qui forment maintenant la base des boissons du peuple.

Empêcher ces fraudes, ces falsifications ; ne livrer au commerce que de l'alcool pur ; n'est-ce pas supprimer l'alcoolisme ? Le moyen ? Pourquoi l'État n'en prendrait-il pas le monopole ? Cela ne vaudrait-il pas mieux que celui des allumettes ? C'est un échange et tout sera pour le mieux.

CHAPITRE II.

DE LA RESPONSABILITÉ EN MATIÈRE D'ACCIDENTS INDUSTRIELS. DES INDEMNITÉS. — PARALLÈLE ENTRE LA LOI EN VIGUEUR ET LE NOUVEAU PROJET DE 1893.

On a vu, dans le chapitre précédent, qu'en dehors des risques inhérents à chaque branche de l'industrie, les blessures reconnaissent souvent comme causes premières deux grands facteurs : l'alcoolisme et la déchéance organique. On a vu également que, ce qui augmentait le nombre des blessés, augmentait en même temps le nombre des simulateurs.

Après avoir examiné la simulation successivement dans ces différentes phases, il convient de discuter de la réparation en matière d'accidents industriels. Pour cela, il faut faire d'abord un court exposé de la législation actuelle ayant rapport aux accidents d'usines; puis nous nous étendrons quelque peu sur le nouveau projet de loi, qui doit lui succéder.

Actuellement, la responsabilité en fait d'accidents industriels, est réglée par les articles 1382-1383-1384 du Code civil. L'art. 1383, entre autres, dit : « Chacun est responsable du « dommage qu'il a causé, non seulement par son fait, mais « encore par son imprudence », texte vague, dont le peu de précision a donné lieu à bon nombre d'interprétations différentes par des tribunaux divers.

La prime d'assurances est payée en partie par l'ouvrier et en partie par le patron. Chacun d'eux a donc sa part de responsabilité; mais, pour que celle du patron soit engagée, il faut qu'il y ait négligence de sa part.

On pourrait croire au premier abord que, lorsqu'il s'agit de déterminer à qui on doit imputer un accident, la balance ne soit pas égale entre le patron et l'ouvrier : le patron, homme posé et jouissant d'une certaine influence; et l'ouvrier, privé le plus souvent d'argent et d'appui. Il en était ainsi autrefois, mais la loi du 22 janvier 1851 sur l'Assistance judiciaire gratuite vint changer un tel état de choses. Cette loi, créée d'abord dans un but humanitaire et égalitaire, donna bientôt lieu à des abus. Non seulement elle détruisit le favoritisme au profit du patron, mais elle en vint à favoriser à son tour l'ouvrier. Un ouvrier, en effet, à tort ou à raison, intente à son patron une action en dommages et intérêts, pour un accident, qui lui est survenu et dont la responsabilité doit retomber, d'après lui, sur le directeur de l'établissement. Il demande et obtient l'assistance judiciaire gratuite. On le pourvoit d'office d'un avocat qui, pour être jeune, n'en est pas pour cela dénué de talent. Les pièces du procès sont inscrites en débet. Le patron, de son côté, prend un avocat; et il est obligé de suivre le cours du procès. Perd-il ? non seulement il paie tous les frais, mais encore une indemnité presque toujours élevée. S'il gagne, il est obligé de payer son avocat à lui; et il est obligé de payer en outre sa part de frais, l'ouvrier étant insolvable. Quelle que soit, en somme, l'issue, le patron est toujours obligé de perdre, surtout si l'on ajoute que les tribunaux sont volontiers enclins à l'indulgence envers les ouvriers.

Certes, nous sommes loin de vouloir médire d'une loi qui, dans son principe, est absolument excellente; mais c'est l'application que souvent nous déplorons : l'application est devenue abusive.

On comprend facilement combien un semblable état de choses favorise la simulation.

L'ouvrier n'ayant, en somme, rien à risquer, tire parti jusqu'au bout de sa blessure et fait son possible pour obtenir du tribunal une indemnité. C'est vers cette solution que tendent tous ses efforts.

Si ses tentatives sont couronnées de succès, le blessé
cesse de feindre, le jugement étant en dernier ressort. Jetant
là sa béquille, l'impotent, le paralysé de la veille, trouve une
nouvelle énergie et peut reprendre ses occupations, alors
qu'il lui a été alloué une somme d'argent parce qu'il a été établi
que l'ouvrier ne pouvait plus gagner sa vie d'une façon effi-
cace. Tel est le cas cité par le docteur Léonce Vienne dans sa
thèse (Obs. XVI).

Observation LXVII.

Albert F...., 31 ans, charbeur à Lille, est blessé, le 13 juin 1887,
par une pièce de fonte qui lui tombe sur le pied gauche.

Il est transporté à l'hôpital Sainte-Eugénie, où l'on constate que
les trois premiers orteils sont écrasés et pendants, presque séparés du
pied. On achève l'amputation des deuxième et troisième orteils et on
enlève quelques esquilles au niveau de la première phalange du gros
orteil.

Le 1er août, l'état de la plaie s'est amélioré, le malade se lève pour
la première fois.

En août, l'élimination d'esquilles se continue aux dépens de la
première phalange du gros orteil.

Le 16 septembre, Albert F... sort de l'hôpital et se présente à la
maison de secours le lendemain.

20 septembre. — Élimination de plusieurs parcelles osseuses.

12 novembre. — Des signes d'ostéite du gros orteil étant bien
constatés, on décide d'intervenir chirurgicalement. On ampute le
gros orteil et la moitié du premier métatarsien.

17 décembre. — Amputation des deuxième et troisième métatarsiens atteints également d'ostéite, à leur partie moyenne.

28 janvier 1888. — Il reste encore de l'œdème sur le dos du pied,
mais la plaie est complètement cicatrisée.

En février, l'œdème a disparu; il reste encore une certaine
atrophie des muscles de la jambe; le blessé déclare éprouver les plus
grandes difficultés pour marcher.

Le 10 mars l'administration cesse des indemnités hebdomadaires.

Albert F.... intente un procès en dommages-intérêts à son patron, M. B....., constructeur à Lille.

M. Guermonprez délivre un certificat, où il constate l'amputation d'une partie de trois métatarsiens du pied gauche et conclut qu'il ne résulte de cette perte de substance aucune difficulté pour l'exercice de la profession.

Le procès se plaide le 28 octobre 1888. Voici un e .rait du jugement :

« Attendu que F... a été victime d'un accident dû à la négligence et à l'imprudence des ouvriers de l'usine;

» Attendu que, si F... est atteint aujourd'hui d'une infirmité du pied gauche, cette infirmité ne le gêne que peu dans l'exercice de sa profession.

» Par ces motifs, condamne B..., à payer à F.... la somme de 2.000 francs........ »

Ajoutons que F..., qui s'était présenté au tribunal, appuyé sur des béquilles, comme s'il ne pouvait se déplacer qu'avec une extrême difficulté, toucha ses 2,000 francs quelques jours après.

Le jour même où cette somme lui fut versée, il jeta ses béquilles dans une rivière voisine, en avouant qu'elles lui étaient depuis longtemps inutiles.

Il a repris son métier; il marche sans cesse et travaille actuellement dix heures par jour (1).

C'est ainsi qu'il arrive parfois qu'un tribunal, dans un but humanitaire et pour secourir l'infortune d'un malheureux blessé, accorde des indemnités arbitraires à des simulateurs, qui ont su exagérer des troubles fonctionnels dus à une opération ou à un accident.

---

(1) Vienne. *Loc. cit.*

Terminons ce chapitre par les réflexions suivantes, emprun-
tées à un récent travail de M. le médecin-major Charles Legrain
sur les blessures simulées.

« Bien des fois, nous avons été frappé de la façon dont les
» décisions des tribunaux, loin d'être confirmées par les évé-
» nements, se trouvent absoluments contredites.

» Il n'y a qu'un moyen d'éviter ces inconvénients : ce serait
» d'obtenir de la magistrature un système différent du système
» actuel. Des provisions dont la valeur serait fixée, pourraient
» être accordées jusqu'au jugement définitif. C'est un devoir
» de se prémunir contre les tromperies des blessés exploiteurs.
» Que des valeurs financières soient détournées de leur
» équitable destination, on le regrette toujours. Mais, il faut
» ici le remarquer, le détournement devient ici plus grave que
» dans les circonstances vulgaires, car c'est toujours aux
» dépens d'un argent destiné à de véritables malheureux que
» se font les exploitations dont nous parlons (1). »

Nous sommes absolument de l'avis de M. le médecin-major
Legrain, car, en somme, la loi actuelle, juste dans sa façon de
comprendre la responsabilité, favorise la simulation, par la
façon dont est compris le règlement des indemnités et par
l'abus que l'on fait souvent de l'assistance judiciaire.

Cette loi, avec ses avantages et ses désagréments, est bientôt
appelée à disparaître pour être remplacée par une nouvelle
loi depuis longtemps déjà en projet.

Un premier projet, en effet, était présenté à la Chambre des
Députés en 1888. Ce projet fut amendé par le Sénat deux ans
plus tard.

Un second projet, présenté à la Chambre par M. Jules Roche,
fut voté le 10 juin 1893.

Les deux Chambres ne pouvant s'entendre, nommèrent
chacune une Commission, qui, s'abouchant ensemble, travail-

_____

(1) Legrain.

lèrent de concert ; mais, depuis deux ans les affaires sont toujours au même point ; rien n'est encore décidé, le projet, servant de volant, rebondit du Palais-Bourbon au Luxembourg, comme en un vaste jeu de raquettes.

Sans vouloir pénétrer dans le fond de la discussion de cette loi encore en projet, on peut voir ce en quoi elle diffère de celle en vigueur.

L'article 1382 du Code civil admet que le patron garantit l'ouvrier, sauf en cas de force majeure ; mais la partie lésée ne peut obtenir réparation en justice que s'il y a faute. Ceci nous semble absolument équitable. La responsabilité du patron n'est engagée que s'il a commis une faute, une négligence, s'il y a défaut de matériel, etc. etc... Tout autre est le projet de 1893, car il admet en principe que l'accident en lui-même donne droit à la réparation du dommage, un seul cas excepté, c'est lorsqu'il y a provocation volontaire de l'accident, cas d'ailleurs très rare.

On peut supposer deux ouvriers employés dans un atelier de menuiserie et de sciage de bois. Ces deux ouvriers se prennent de querelle ; l'un des deux tombe sur une scie circulaire en mouvement, qui lui ampute un bras. Le patron est responsable, d'après le projet de loi ! ceci est-il juste ? Non certainement ; car, dans ce cas, l'ouvrier n'a aucun intérêt à sauvegarder son existence, puisqu'il sait que, si un malheur lui arrive, son patron est obligé de lui servir une pension alimentaire.

Mais, dira-t-on, l'ouvrier paie sa prime d'assurances : ce n'est que juste qu'il en profite. Évidemment, cela se passe ainsi dans bien des circonstances actuelles ; mais le projet de loi met toute l'assurance à la charge du patron ; et, comme corollaire, l'assurance sera obligatoire.

En résumé, responsabilité toujours en cause, assurance obligatoire et uniquement supportée par le patron : voilà les améliorations proposées. — Il vient s'y ajouter une clause nouvelle : le risque professionnel, permettant de classer les indemnités, non suivant les blessures, mais suivant les risques courus dans telle ou telle industrie, ce qui fait qu'un couvreur qui se crève un œil en travaillant, touchera beaucoup moins, par exemple, qu'un ouvrier qui appartient à une autre industrie: l'œil n'en sera pas moins perdu.

Pour ce qui est de l'importance et de la nature de l'indemnité, elles seront fixées par des tarifs qui ont la prétention de tout prévoir. Une juridiction spéciale sera chargée de les appliquer.

N'est-ce pas établir, pour les ouvriers des différentes usines, deux poids et deux mesures ? N'est-ce pas détruire l'égalité qui doit exister devant la loi ?

« Par son énumération limitative des établissements indus-
» triels réputés dangereux où existe le risque professionnel, le
» projet supprime l'égalité devant la loi ; il décide qu'à l'avenir
» il y aura deux poids et deux mesures, deux classes de
» travailleurs, deux catégories de victimes. A l'une le privilège
» c'est-à-dire l'indemnité assurée, et de plus une juridiction
» spéciale ; à l'autre le droit commun avec obligation de
» rapporter la preuve d'une faute imputable à celui qui est
» l'auteur du dommage ».

Nous ne pouvons qu'applaudir à l'idée, à la pensée huma-
nitaire, qui a guidé l'auteur du projet. Evidemment il faut garantir l'ouvrier contre les accidents trop nombreux, contre son gré même. Mais il serait beaucoup plus juste qu'il supportât aussi les frais de l'assurance, qu'il eût sa part de responsabilité.

Nous ne voulons pas nous étendre sur le côté économique de la question, que nous n'avons pas à traiter ici, mais qui a fait dire du projet qu'il représentait « au point de vue social une
» erreur, au point de vue économique une faute, au point de
» vue financier un désastre ».

Nous pouvons ajouter, qu'au point de vue qui nous occupe spécialement, ce sera un malheur, car il augmentera dans une proportion notable, les accidents en général et les blessures simulées ou exagérées en particulier.

L'ouvrier non responsable, ne payant pas d'assurances, se sachant toujours indemnisé, se relâchera des précautions les plus usuelles ; il ne cherchera même plus à se garantir d'un accident qui sera pour lui, une cause de bénéfices. Bien plus, être blessé sera une situation pour beaucoup ; ce sera le triomphe de la simulation ; car, si l'on ne cherche plus à éviter les accidents, on ne manquera pas de profiter de ceux qui surviendront.

D'ailleurs voyons ce qui se passe dans les pays où ce système est en vigueur, en Allemagne et en Autriche.

En Allemagne, en 1880, les accidents suivis d'une incapacité partielle de travail étaient de 3.788 ; ils sont devenus 18.049 en 1892.

Le nombre des accidents mortels a aussi augmenté, mais dans de moindres proportions : 2.422 en 1886 ; et 3.282 en 1892, soit environ un tiers en plus. « Les ouvriers se garent encore des accidents où l'on peut perdre la vie ; mais perdre un membre devient presque une carrière, depuis qu'on peut chiffrer d'avance le montant de l'indemnité ».

En Autriche on a relaté les mêmes faits : augmentation du nombre des blessures, principalement de celles dont les conséquences sont moins graves; augmentation par le fait même des blessures simulées.

Or, si l'on considère que, dans le Nord, la proportion des blessures simulées aux accidents vrais est de : 18 pour 100, on peut voir que : changer de régime ne ferait qu'augmenter le malaise actuel, sans remédier à aucun des inconvénients, qui existent dans les articles 1382, 1383 et 1384 du Code civil.

Il est encore une chose à considérer, qui a bien son importance. Le patron, étant toujours responsable des accidents survenus dans son établissement, même pendant son absence, cherchera à se garantir en choisissant ses ouvriers.

Ce genre de recrutement, qui s'imposera pour certains ateliers fera que l'on tiendra à l'écart toute une catégorie d'individus, tous les infirmes, tous les éclopés, les rachitiques, les alcooliques avérés, tous ceux, en un mot, dont nous avons parlé au chapitre 1er de la seconde partie de notre ouvrage.

Bien plus, beaucoup de patrons refuseront de prendre à leur service ceux qui, ayant été déjà blessés, seront susceptibles de l'être à nouveau.

En somme, la loi, que l'on aura faite dans le but d'être agréable à l'ouvrier et d'améliorer son sort, se retournera contre lui et aura un effet inverse.

———

CHAPITRE III.

DES EXPERTS EN MATIÈRE DE BLESSURES INDUSTRIELLES. DE LEUR ROLE ET DE LEUR SITUATION VIS-A-VIS DES PATRONS, DES OUVRIERS ET DES TRIBUNAUX.

Le nouveau projet de loi, s'il vient à être mis en vigueur, aura un autre inconvénient. Ce sera de rendre encore plus difficile le rôle des experts, par suite du nombre toujours croissant des revendications et des moyens frauduleux qu'emploieraient les ouvriers simulateurs pour en arriver à leurs fins.

Généralement, quand les deux parties ne peuvent pas s'entendre, un médecin est commis pour déterminer si les plaintes du blessé sont fondées et si ses réclamations ne sont pas exagérées. Le médecin, ou les médecins, commis à cet examen, fournissent un rapport.

Si apprécier l'étendue d'un traumatisme ou l'importance d'une blessure semble facile au premier abord, il est quelquefois difficile de déterminer d'une façon exacte le temps que pourra durer une incapacité detravail.

Souvent il arrive qu'un médecin expert se trouve en contradiction flagrante avec un confrère, qui a donné un certificat au courant de la maladie. Cela provient souvent de ce que certains médecins, trop confiants, ajoutent foi au dire de l'intéressé et introduisent dans un certificat des clauses, qui ne devraient pas y figurer, des affirmations d'événements auxquels ils n'ont pas assisté. — Le simulateur, fort de son certificat, met l'expert dans un cruel embarras. Placé entre ses convictions et les assertions du confrère, il ne sait de quel côté se diriger.

Supposons que le rapport du médecin expert soit terminé, il y a lieu de supposer que le tribunal s'appuiera sur les conclusion du rapport médical pour formuler les considérants de son jugement. Il en est quelquefois ainsi, mais pas toujours; et l'on n'est pas peu étonné parfois de trouver que l'on ne s'est pas appuyé sur le rapport de l'expert, ... au contraire.

L'observation des pages 73 et 74 en est un exemple frappant. Les textes sont nets ; ils dispensent de tout commentaire.

Les soussignés :

Docteur Folet, professeur de clinique chirurgicale à l'hôpital Saint-Sauveur ;

Docteur Guermonprez, membre correspondant de la Société de Chirurgie de Paris ;

Docteur Baudry, professeur de pathologie chirurgicale, déclarent avoir examiné aux dates des 5 mars 1894 et 13 avril 1894, le nommé L...., Edmond, et avoir constaté ce qui suit :

1° L'accident du 18 septembre 1893 a réveillé l'ostéo-arthrite vertébrale ancienne du sujet ;

2° En faisant la part de l'accident et aussi celle de l'état pathologique préexistant, nous assimilons son état à ceux prévus par le contrat d'assurances en cas d'infirmités du 3e degré, § 4 des conditions particulières dudit contrat ainsi conçu : Infirmité du 3e degré § 4 donne à la victime droit à une indemnité égale à *cent fois le salaire quotidien.* Fait à Lille, le 1er juin 1894.

Jugement du 9 Août 1894.

Attendu que L.... a été victime le 18 septembre 1893 d'un accident, en travaillant pour le compte de D..., charpentier à Lille ;

Attendu que L.... satisfait chaque semaine une retenue sur ses salaires ; qu'il est fondé à invoquer les dispositions de l'assurance

contractée par son patron avec la Compagnie « La Providence »,
suivant police du 9 septembre 1893 enregistrée ;

Attendu *qu'il n'est pas vrai* de prétendre, comme le soutient la
Compagnie, que les conséquences de l'accident doivent être rangées
dans les infirmités du troisième degré ;

Que, sans doute, la police ne prévoit pas la perte du mouvement
des deux épaules, mais qu'il appartient au tribunal d'interpréter le
contrat et, en tenant compte du caractère de l'incapacité de travail, de
classer l'accident suivant l'état de dépréciation dans lequel se trouve
la victime ;

Qu'il est constant que L..... se trouve à jamais dans l'impossibilité
de se livrer à aucun travail ; que les conséquences de l'accident qu'il
a subi sont équivalentes à la perte de l'usage de deux membres ;

Qu'il a donc droit à trois cents fois son salaire quotidien — estimant
qu'une infirmité non prévue au contrat doit être assimilée *à la perte
des deux bras*, etc.

Ce qui est piquant, c'est l'issue du fait.

Tous ceux, qui connaissant l'ouvrier en cause et qui le voient
travailler, sont témoins de ce que vaut le démenti « qu'il n'est
pas vrai..... » ; ils sont également témoins de ce que vaut
l'affirmation « qu'il est constant que L.... se trouve à jamais
dans l'impossibilité de se livrer à aucun travail, etc.... » Les
faits sont toujours des faits ; et, lorsqu'ils sont publics, le
contrôle et l'appréciation en sont faciles.

———————

CONCLUSIONS.

a. — La simulation est l'acte de tromper, soit que l'on veuille faire croire à quelque chose qui n'est pas arrivé, soit que l'on exagère un fait réel, ou qu'on en déduise des conséquences disproportionnées.

b. — La simulation a existé de tout temps et chez toutes les nations. Elle se bornait autrefois à l'exemption des charges militaires ou civiles. Maintenant, elle s'est surtout localisée dans l'industrie.

c. — Le mobile qui pousse l'ouvrier d'usine à simuler, c'est l'appât du gain ; c'est pour obtenir des pensions ou des indemnités qu'il est porté à exagérer.

d. — La simulation peut porter sur l'*accident*, le simulateur inventant de toutes pièces un accident qui n'a pas existé pour excuser une lésion ancienne ou une lésion survenue en dehors du travail.

e. — La simulation peut porter sur la *blessure* elle-même, soit que le simulateur transforme à dessein ou par négligence une affection banale en une autre grave, soit que la constitution du blessé exagère une blessure sans importance.

f. — La simulation peut enfin porter sur les *suites* et les *conséquences* de la blessure. Quelquefois les blessés ne suivent pas les prescriptions qui leur ont été faites. D'autres, ne gardent pas le repos; ils travaillent. D'autres, enfin, exploitent les conséquences de leurs accidents et demandent des indemnités hors de proportion avec ce qu'ils ont éprouvé.

g. — Deux grandes causes de blessures viennent s'ajouter aux risques industriels. Ce sont l'*alcoolisme* et la *déchéance organique.*

A la première de ces deux grandes causes, qui peuvent compter pour beaucoup dans l'affaiblissement des races, on pourrait porter remède en supprimant les boissons frelatées ou défectueuses, et en ne livrant au commerce que de bons alcools, des spiritueux exempts de produits empyreumatiques. Aussi croyons-nous qu'il y aurait grand avantage à ce que l'Etat prît le monopole de l'alcool.

Quant à la déchéance organique, on la combattra en améliorant l'hygiène de l'ouvrier, non seulement à l'atelier, mais encore chez lui, dans son habitation. On pourra arriver à ce double but : 1° en établissant des règlements sévères concernant l'hygiène publique des agglomérations et en s'assurant de leur exécution ; 2° en créant de vraies commissions d'hygiène et de salubrité chargées d'examiner les logements ouvriers, et qui devront fonctionner autrement que celles qui existent actuellement dans certaines villes.

h. — La loi de 1893 sur les assurances, et qui n'est encore qu'à l'état de projet, est défectueuse, non seulement au double point de vue économique et social, mais encore au point de vue qui nous préoccupe spécialement.

Le résultat d'une pareille loi, si elle était mise en vigueur, aboutirait bientôt à l'augmentation du nombre des accidents et à l'augmentation des blessures simulées dans des proportions énormes.

i. — La loi actuelle, équitable dans sa façon de comprendre les responsabilités, facilite la simulation par sa façon de comprendre la répartition des indemnités.

j. — Le mieux, à notre avis, serait de faire déposer par le patron, contre qui s'exerce l'action en réparation, une somme d'argent, à titre de provision, dont la rente serait affectée au blessé à titre d'indemnité, ainsi que le tribunal en aurait statué. Cet état durerait un an, par exemple, époque à laquelle serait rendu le jugement définitif, qui pourrait être ainsi modifié par les évènements qui se seraient écoulés dans l'année.

k. — Le patron, même le jugement définitif rendu, conserverait le droit de demander la suppression de l'indemnité quand, par preuves indiscutables, il pourrait démontrer que le bénéficiaire n'est plus dans les conditions énoncées dans les considérants du jugement.

l. — Les tribunaux, pour rendre leurs jugements, devraient s'inspirer, en ce qui concerne la partie médicale, des conclusions du rapport de l'expert. Cet expert serait directement nommé par lui, si les deux parties étaient consentantes ; ou bien le tribunal nommerait d'office un expert à lui, si les parties ayant chacune le leur, ces derniers ne pouvaient arriver à une entente.

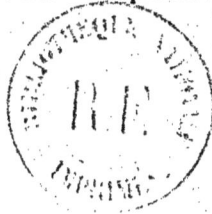